CULTURBOOKS

MARIA KJOS FONN

HEROIN CHIC

ROMAN

AUS DEM NORWEGISCHEN
VON GABRIELE HAEFS

Gärtnerstraße 122, 20253 Hamburg
Tel. +49 40 31 10 80 81
info@culturbooks.de
www.culturbooks.de

First published by H. Aschehoug & Co. (W. Nygaard) AS, 2020
Published in agreement with Oslo Literary Agency

Die Übersetzung wurde mit finanzieller Unterstützung
von NORLA publiziert.

NORLA
NORWEGIAN LITERATURE ABROAD

Übersetzung: Gabriele Haefs
Redaktion: Jan Karsten
Herstellung: Klaus Schöffner
Umschlaggestaltung: Aina Griffin
Umschlag: Cordula Schmidt Design, Hamburg
Druck und Bindung: CPI – Clausen & Bosse, Leck
Printed in Germany
1. Auflage 2022
ISBN 978-3-95988-186-9

FÜR MARTIN

Take your silver spoon
Dig your grave

Fleetwood Mac, *Gold Dust Woman*

Ich sitze mit Fremden im Kreis, hole einen Plastiklöffel hervor und schütte Pulverkaffee in eine Tasse. Braunes Pulver auf einem weißen Löffel. Plötzlich zittern meine Hände, als wäre das letzte Mal neun Stunden her und nicht neun Monate. Oder noch länger, seit ich bei Joakim auf dem Küchenstuhl saß und Handwerkerin war. Als ich alles wieder herrichtete. Der Löffel brannte in Schwarz und Blau, dünne Rinnen im Metall.

Ich sah gern die blaue Flamme an, wenn ich das Feuerzeug unter den Löffel hielt. Hörte gern, wie es kochte. Blubbernd, wie ein Primus. Ich brach ein Stück von einem Zigarettenfilter ab, nahm damit das überschüssige Wasser auf. Zog die Lösung in eine Spritze. Band mir den Riemen um den Arm. Eigentlich brauchte ich das nicht, die Adern standen schon von sich aus hervor.

Ich fand die Ader, stach die Nadel ein Stück hinein, ein Tropfen Blut trat aus. Dann drückte ich den Kolben langsam durch. Diese Bewegung, diese mechanische Fürsorge. Die Wirkung, nach und nach, nicht ruckhaft, eher gleitend. Ich war die, die fickte, und gleichzeitig die, die gefickt wurde. Ärztin und Patientin, Täterin und Opfer in einer Person.

Ein Knall wie bei einer Frontalkollision. Der Kopf, der durch die Windschutzscheibe bricht. In der Sekunde, in der du nicht weißt, ob du tot bist oder ob du nur übst, ist der Kopf leicht wie ein Airbag, du kippst vornüber, glaubst aber zurückzusinken, die Scherben kitzeln wie Federn an deinem Kopf und deinem Gesicht. Alles stimmt. Und dann öffnest du die Augen. Du sitzt noch immer auf einem Küchenstuhl, mit einigen schmutzigen Kaffeetassen auf dem Tisch, draußen ist vielleicht Oktober, oder Januar, es sieht grau aus, aber das Wetter betrügt niemanden. Du spürst, wie die Benommenheit von der Rückseite der Beine deinen Rücken hinaufwandert, kleine betäubende Pfeile am Rückgrat entlang. Alles ist warm und gut und ruhig. Wie klein zu sein und im Winter drinnen im Warmen eine Tasse Kakao zu trinken – die Kälte draußen geht dich nichts an.

Ich nehme den goldenen Schlüsselring für neun Monate clean entgegen. Trinke den Pulverkaffee. Er ist zu schwach, ich schütte mehr Pulver auf den Löffel.

TEIL I

Durch Enthaltsamkeit und die Arbeit an den zwölf Schritten der Narcotics Anonymous sind unsere Leben nützlich geworden. Ich sitze am Küchentisch, habe Kerzen angezündet, weil das beim Treffen jemand empfohlen hat, und lese die Website. Geistiges Wachstum. Und dabei ging es mir doch immer darum, weniger zu werden. Mich zu reduzieren auf fünf Gramm in einer Tüte. Aber die NA haben Tausenden anderen Menschen geholfen. Mit Gebeten im Kreis und Mantras und täglichen Reflexionen. Natürlich kann das auch bei mir funktionieren. Natürlich können Anrufe bei anderen manisch Cleanen, Treffen, bei denen die Anwesenden einen Keks für jedes verdrängte Jahr ihrer Kindheit verzehren, Schritte, auf denen ich jeden einzelnen Fehler untersuche, den ich seit meiner Geburt begangen habe, den Drang zu der Chemie ausgleichen, die mich innerhalb einer Sekunde von furchtbar auf fantastisch wechseln lässt, na klar.

Ich glaube, ich bin einer der Pechvögel, bei denen das Programm nicht funktioniert, sage ich zu Laura, meiner Mentorin, die bei den NA *Sponsorin* genannt wird, als wir über die verschiedenen Schritte reden.

»Don't flatter yourself«, sagt sie und lächelt.

Hi! You've been clean for 9 months and one day and 16 seconds, steht in der Clean-Time-Counter-App. Ich sehe sie an, die Sekunden in der App vergehen, während ich draufstarre. Die Zeit fliegt. Ich sehe das Herbstlaub draußen, verwelkte und runzlige Blätter, wie die Hände alter Menschen, und ich denke, alles wird gut werden, ein Tag nach dem anderen, dreihundertfünfundsechzig Mal ein Tag nach dem anderen, malgenommen mit circa fünfzig, wenn ich ein normales Alter erreiche.

Wir sitzen bei den Narcotics Anonymous um einen Besprechungstisch, und die Verschreibung lautet: Worte raus und keine Pillen rein. »Teilen« nennen sie es. Ich wusste, wie man teilt. Eine Spritze, eine Rivotril durch vier, meinen Körper. Aber reden – das sind vergeudete Bewegungen mit dem Mund, mit dem man singen oder Liebe machen kann oder ihn für Pillen oder Alkohol oder Rauchen oder Nahrung oder Erbrechen benutzen, nicht, um noch mehr zu zerstören, indem man versucht, zu erklären, wie zerstört alles ist.

Hallo, ich heiße Elise, und ich bin drogenabhängig, sage ich. Ich war erwachsen, als ich zum ersten Mal Heroin ausprobiert habe. Es gab niemanden, der meine Grenzen niedergerissen hat. Sie waren einfach nicht da. Nichts war da.

Ich trage auch drinnen eine dicke Jacke. Ich will nicht, dass sie meinen Körper sehen. Als ich Drogen genommen habe, war ich so mager, dass etwas von mir abstrahlte, etwas Bedrohliches und Abstoßendes und – für die richtigen oder die falschen Menschen – etwas Verlockendes. Etwas, um das die meisten einen großen Bogen machen konnten. Um sich dann danach umzudrehen. Und sieh an, was jetzt? Farbe und Fleisch in den Wangen. Die mit mir im Kreis sitzen, glauben vielleicht, dass der Arzt mir einfach Sobril verschrieben hat und dass ich zu viel genommen habe, dass ich jahrelang von Arzt zu Arzt gewandert bin und Rezepte gesammelt habe. Ich will, dass sie es wissen. Dass es hart war und echt.

Mitten auf dem Tisch steht eine Schale mit Keksen, ich nehme einen. Er schmeckt trocken und nach Pappe. Ich nehme noch einen und noch einen.

Du musst ziemlich hoch oben gewesen sein, um im Keller eines Seniorenzentrums zu landen. Vom Himmel zu fallen und eine Bruchlandung auf erbaulicher Literatur hinzulegen, zwischen Keksen und Pulverkaffee. An der Wand hängt eine Liste mit den Aktivitäten der Woche: Briefmarken ausschneiden. Sturzvorbeugende Gymnastik. Einführung ins Internet.

Ein Typ redet darüber, wie selbstbezogen er war, als er Drogen genommen hat. Ich kapier nicht, was das mit mir zu tun hat. Ich war kein bisschen auf mich selbst bezogen. Sondern auf die Drogen.

Er hat einen Pferdeschwanz und sehnige Arme. Er erzählt, dass er im Jahr 2010 all sein Geld verbrannt hat, damit er sich keine Drogen damit kauft. Eine halbe Stunde später hat er einen Kumpel angerufen, um sich was zu leihen.

Er ist seit sieben Jahren clean.

Es ist ein bisschen wie das Nachglühen nach einer Feier. Böse Kindheitserinnerung, und der Kater steht schon vor der Tür.

Ich weiß nicht, wie viel Geld er verbrannt hat. Ich frage mich, ob es ein paar vereinzelte Lacher in einem Keller zehn Jahre später wert war.

Hab jetzt einmal die Woche einen Job als Kaffeekocherin, ich leiste Service, *Dienst,* als wäre es eine Andacht, eine Dose Pulverkaffee aus einem Schrank zu nehmen, ein wenig erbauliche Literatur auszulegen. Den Kasten mit den Schlüsselringen aufzuschließen, die die drogenfreien Monate angeben, wie Prämien, die Kinder beim Zahnarzt bekommen.

Ich presse den gelben Schlüsselring zusammen, bis meine Fingerknöchel weiß werden. Ich habe eine Liste aller Personen gemacht, die ich verletzt habe. Ist das so einfach? Beichten, dem Teufel widersagen, Buße tun. Als wäre das Problem etwas, das ich *getan* habe. Als ob zehn Schreibhefte ausreichten, um aufzuzählen, wie weit der Strich über den Rand gerutscht ist. Ich schreibe Mama und Papa auf. Und Joakim. Wie ich ihm die Pillen aus dem Mund gestohlen habe. Wie er zu etwas wurde, das ich in den Mund stecken konnte, nur, um es dann auszuspucken. Wie der Nachgeschmack noch immer vorhanden ist, bitter und süß.

Ich gieße mir vor dem Lesesaal der Musikhochschule ein Glas ein, nehme einen Schluck, gehe hinaus und sauge die kalte, klare Herbstluft ein. Meine Lunge ist nicht mehr überanstrengt und grau, sondern rosa, wie Babyhaut. Dasselbe gilt für mein Gesicht, die Pigmente sind wieder da. Das Skelett, das vorher in engem Kontakt zur Haut stand, ist jetzt warm vom Fleisch, und das Fleisch ist nicht mehr verdorben, sondern lebendig, fast jung. Mein Blick ist offener, ich sehe die Farben der Bäume und des Himmels, nicht nur den Weg vom Geldautomaten zu dem Typen an der Ecke in meine Hosentasche in meine Lunge.

Es kam eine Anfrage, ob ich ein Weihnachtsinterview für die Unizeitschrift machen kann, die gleiche Beicht-, Widersagens- und Heldinnengeschichte, die man schon kennt: Westendmädchen mit silberner Kehle, die den Löffel an beiden Enden angezündet hat, macht eine Ausbildung zur Musiktherapeutin, um Drogenabhängigen zu helfen.

Ich rede darüber, wie das Heroinrauchen meine Stimme ruiniert hat. Über den Weg hinaus. Darüber, wo der Weg *hinaus* dann *hinein*geführt hat. Ich sage, dass ich eine silberne Stimme hatte. Einen Sopran. Bis er in Silberpapier gewickelt wurde. Gesprungen ist. Risse bekam. Habe ich erwähnt, dass ich den Schuss auf einem Silberlöffel vorbereitet habe? Schreib das. Ihr könnt das Interview *Das Mädchen mit den Schwefelhölzern* nennen. Der Sänger von *Hope Dealer,* Joakim, hat ein Lied geschrieben, das so heißt.

Ich erzähle über mein drogenfreies Leben. Dass es ein dankbarer Zustand ist. Dass ich an einem Schaufenster vorbeigehen und ein Kleid für tausend Kronen sehen kann und dass ich diese Summe nicht mehr in Portionen und Gramm umrechne. Dass die Welt größer geworden ist als etwas, das auf einer Feinwaage Platz hat.

Das Interview erscheint zwei Wochen später mit der Überschrift: *Ehemalige Kirchensängerin: Ich war heroinabhängig.* Auf dem Foto sehe ich ein bisschen heruntergekommen aus. Aber ich bin eine Ex-Drogensüchtige. Eine Secondhandjacke. Ein bisschen abgenutzt, redesignt. Cool auf eine zerzauste Weise.

Habe mich selbst verkauft
für fünfzehn Minuten
ohne mich selbst

In der Mensa kommt eine andere Studentin zu mir, sie hat das Interview in der Unizeitschrift gelesen. Ihr Blick ist fast schon ehrfürchtig.

Dass du es wirklich geschafft hast, auszusteigen, sagt sie, das ist unglaublich beeindruckend.

Ich sehe sie an. Es wäre beeindruckender gewesen, gar nicht erst einzusteigen.

Ich träume von Rauchsignalen. Joakim sitzt da mit der Alufolie, und von der Folie steigen in kleinen Formationen ein Drachenkopf und ein Herz auf. Ich sehe die Formationen an, versuche, sie mit dem Mund einzufangen, wie ein Kind Frühlingsregen einfängt, aber sie lösen sich auf, fliegen aus dem Fenster.

Das Mädchen mit den Schwefelhölzern, schrieb Joakim.

> *Sie legt Feuer an Smack / Feuer und Crack / Ich sehe den Brand / in Kleinmädchenhand / Ein Veilchen mit Folie / Eine der Braven, Unruhigen / Spielt mit Streichhölzern / In die Mystik / Brennt bis zum Grund / ist Asche, doch der Mund / ist offen für die Flamme / zieht ein, verschluckt die Scham.*

Und meine Antwort:

> *Erst wollte ich dein Herz, deine Schenkel, deinen Kopf / dann die Lunge, die Adern, das Blut / Wollte dorthin, wo Lebende niemals hingehen / in jeden Abszess, jeden Fehlschuss, jede Wunde / Ich glaube an Aliens und an Gott / denn du bist eine Leinwand aus Haut / und dahinter fließt ein Gramm / sehn uns im Himmel oder in der Notaufnahme.*

Mein Körper und meine Pappkartons sind bei Sigurd, also wohne ich wohl bei ihm. Ein Zuhause ist etwas Gefährliches. Ich hinterlasse überall Beweise: Haare in der Haarbürste, Zahnpastareste an der Tube, Schokoladenpapier im Abfall. Wir wohnen in Majorstua, und er sagt, dass ich bald meine Kartons auspacken kann. Wir wohnen seit zwei Monaten zusammen.

Sigurd ist so einer, von dem Mama sich einmal vorgestellt hat, dass ich mit jemandem wie ihm enden würde. Und ich habe ihn gefunden, nachdem ich wieder ich selbst geworden bin, wie Mama sagt, und ich hab keinen Nerv, sie zu fragen, was das bedeutet. Ich serviere ihm einen Pfannkuchen, mache mir selbst auch einen, während er in die Zeitung schaut, ich denke an einen Typen bei den Meetings, der erzählt hat, dass er, als er für sich und seine cleane Frau ein Omelett zubereitete, einen Haschklumpen aus der Tasche zog und den Klumpen in die Pfanne fallen ließ.

Ich verurteile dich nicht wegen deiner Vergangenheit, sagt Sigurd, ohne aufzublicken.

Als ob ich gefragt hätte.

Ich esse den Pfannkuchen, und er legt die Zeitung weg. Er steht auf, nimmt meine Hand, sieht mich an.

Du bist so schön, sagt er.

Ich fange an, die Bratpfanne zu spülen. Er legt von hinten seine Arme um mich.

Ich will Kinder mit dir, sagt Sigurd.

Ich spüle weiter, die Bratpfanne muss ganz sauber sein.

Fast jede Nacht träume ich von Joakim. Es ist immer derselbe Traum. Er steht mitten auf der Straße, in einer löchrigen Jacke, dann sehe ich, dass *er* löchrig ist. Das Gesicht. Die Haut. Ich gehe auf ihn zu. Brauche nichts zu sagen, wir sehen einander nur an. Ich lege die Arme um ihn, kann Knochen und Knöchel spüren, dann werden sie weicher, zu weich, lose, und während ich dort stehe, scheint etwas zu zerbröseln, er rieselt aus meinen Armen und auf den Boden, wie Pulver.

Es ist mitten am Tag, und Nebel hängt über den Weihnachtsdekorationen auf der Karl Johan, als ich ihn tatsächlich entdecke. Er ist weit weg, aber ich sehe es an seinem Gang, das Stocken bei jedem Schritt, wie er die Zeit mit sich herumschleppt, als wäre er nicht nur ein Junkie, sondern auch ein Kind, das noch nicht richtig laufen gelernt hat. Er lebt. Na ja, sein Körper schlurft jedenfalls umher, sein Herz schlägt, sein Blut fließt durch die Adern.

Er kommt näher, aber dann ist er es doch nicht. Das Gesicht ist grau und wie mit einem Radiergummi ausgewischt, ein Körper, der vorüberschlurft, weitertreibt und verschwindet. Ich bleibe einfach stehen. Spüre ein Prickeln im Gesicht, wie Nadelstiche.

Afterburn nennt Laura das.

Eine Angst. Suffangst. Das kann mehrere Jahre anhalten.

Dass Joakim den Platz einnehmen konnte, den er in mir eingenommen hat, wo doch für niemanden besonders viel Platz war, lag vielleicht daran, dass seine Fingernägel nadelspitz waren. Sie bohrten sich unter die Haut, in die Eingeweide.

Und weil seine Hände sich warm und weich um die Lunge legten, während sie vom Opiatrauch erfüllt wurde. Er ließ mein Herz nicht schneller schlagen, eher langsamer, seine Hände liebkosten mein zugedröhntes Herz.

Früher habe ich Cuba-Schokolade gekauft, um Rauchfolie zu haben, jetzt, um auf dem Weg zum Bus zwei Riegel davon zu essen. Sie haben ohnehin das Silberpapier abgeschafft, zu viele Junkies haben die Schokolade aus dem Kiosk geklaut. Rausch ist Rausch, und Schmerz ist Schmerz, wie man so sagt. Als ob du Junk und Junkfood in dieselbe Schublade stecken könntest. Als ob ich jetzt in derselben Schublade wäre wie damals. Meine Webpelzmäntel im Sommer, weil ich immer gefroren habe, die Adern zogen sich unter der Haut zusammen. Jetzt sehe ich sie nicht mehr. Ich schwitze, rosa Gesicht, rosa Jacke. Im Bus drücke ich mich ans Fenster, aus Angst, dass alles aus mir herausquillt und die anderen trifft. *Normalgewicht* sagt der BMI-Rechner im Netz. *Untergewicht Stufe 2* stand dort vor einem Jahr, als ich noch die volle Kontrolle hatte.

Die Overeaters Anonymous treffen sich im selben Raum wie die NA. Wir gehen auf dem Gang aneinander vorbei. Drogensüchtige, die Heroin durch braunen Zucker ersetzt haben, hinaus, Bulimikerinnen, die nach umfassenden Süßigkeitendiebstählen zu Strafen verknackt worden sind, herein.

Ich habe meine Handschuhe vergessen und gehe wieder hinein, als die Überfresser gerade mit ihrem Treffen anfangen. Ich bahne mir einen Weg durchs Fleisch zu dem Tisch, wo die Handschuhe liegen. Ich kann noch hören, wie der Moderator sagt, dass man essen muss, das sei anders als bei Drogen und Alkohol, und deshalb müsse man selbst definieren, was Enthaltsamkeit bedeutet.

Die Definition habe ich geschafft, als ich überhaupt noch etwas geschafft habe.

Sie sehen mich an, ich bin trotz allem nicht dick genug, und ich mache, dass ich wegkomme. Beinahe wäre ich auf einem Treffen der Overeaters Anonymous gelandet, sie haben mich kurz für eine von ihnen gehalten. Ich hoffe, ich kann wieder in eine gesunde Spur mit tausend Kalorien pro Tag finden.

Ich und mein Schlingen. Als wäre ich ein einziger großer Mund und sonst gar nichts. Als hätte ich nie aufgehört, ein Säugling zu sein, der an Mamas erschöpfter Brust nuckelt. Die Adern an Joakims Schwanz – es war am besten, wenn ich ihn schmecken, wenn ich ihn mir bis zum Herzen hinabbohren, wenn ich jeden Tropfen auflecken konnte. Versinken wie im Gebet, vereint mit einem Speichelfaden. Die Pillen wie die Perlen einer Reichen – nie genug, immer eine Schmuckschatulle oder eine Schachtel oder eine Schublade, in der mehr lag. Meine Stimme, die kam von innen, hätte ich sie losgelassen, ich hätte vielleicht alles losgelassen.

Sieh dir die Pupillen an, riesig und winzig klein. Die Fingerknöchel. Die Haut. Nur nicht das Vakuum zwischen den Lippen, ein schwarzes Loch, das alle Materie verschlingt.

Im Freakforum sagt jemand, dass man einen Schuss mit Salzwasser setzen kann. Ohne Stoff. Dass das eine Art milde Erleichterung bringt. Ich kaufe in der Apotheke Salzwasser und eine Spritze. Als ich das erste Mal eine Spritze gekauft habe, sah mich der Apotheker aus zusammengekniffenen Augen an. Dann, als die Spritze begann, mir Farbe und Fleisch aus dem Gesicht zu saugen, hätte ich genauso gut auch eine Packung Ibu kaufen können, ohne dass jemand reagierte.

Jetzt ist da wieder dieser Blick. Ich lächle, es ist ja nicht so schlimm, wie er glaubt, oder in gewisser Weise ist es schlimmer. Wie der Typ, der sich einen naturgetreuen Wachsabguss seiner Ex machen ließ. Die Tüte schleudert beim Gehen hin und her, mir ist schlecht, als ob mein Körper glaubt, er wäre auf Entzug.

Als ich das Feuerzeug und einen leeren Löffel hervorziehe, entspanne ich mich bis tief in die Beine hinab. Es hat schon angefangen. Der Schuss beginnt nicht mit dem Schuss, er beginnt beim Laden der Pistole. Ich lasse ein Feuerzeug unter dem Löffel brennen, versuche mir vorzustellen, dass dort H aufkocht. Fülle die Spritze mit Wasser. Binde mir einen Riemen so fest um den Arm, dass sich die Ader endlich zu erkennen gibt. Als der Stich kommt, breitet es sich in mir aus.

Und dann weine ich. Ich sitze am Küchentisch und heule. Es ist so weit weg, es war so scheußlich. Und es ist so nah, es war so gut.

Du siehst so gesund aus, sagt Mama, fast, wie bevor du krank wurdest.

Sie sieht mich mit einem prüfenden Lächeln an.

Wieso denn krank?

Nein, ich meine – richtig krank.

Ich nicke. Let go and let God.

Ich habe heute im Bus eine junge Drogensüchtige gesehen, sagt Mama. Sie war jung, ziemlich hübsch. Sah aus, als ob sie sich gerade einen Schuss gesetzt hätte. Sie setzte sich neben mich und aß gierig ein Rosinenbrötchen, und dabei sabberte sie. Sie ist mir fast in den Schoß gefallen.

Ich weiß, dass sie versucht, mir Angst zu machen, aber damals hätte ich niemals Rosinenbrötchen gegessen.

Wenn ich daran denke, wie du gelebt hast, sagt Mama, dann tut das so weh, dass ich damit fast nicht umgehen kann. Aber dann denke ich, dass es für dich viel schlimmer gewesen sein muss, als es für mich ist, daran zu *denken*, und dann wird es nur noch schlimmer.

Vielleicht war es für euch am schlimmsten, sage ich.

Wie soll das möglich gewesen sein, sagt Mama, du warst doch halb tot.

Eben, sage ich.

Mama will ins Weihnachtskonzert, eine Sopranistin, die sie kennt, singt in der Dreifaltigkeitskirche ein Solo. Ich kann zu nichts mehr Nein sagen, sie braucht mich jetzt, ich habe nicht nur – oder nicht einmal in erster Linie – *Nein* zu

Drogen gesagt, sondern Ja zu einer Normalität, die so verkrampft ist, dass sie schon unnormal wird. Wir gehen los. Der Schnee liegt auf dem Boden wie zerfetzte Kleenex-Tücher. Wir gehen vorbei an Weihnachtslichtern und einem müden Typen mit einer Tasse, der *Stille Nacht* auf der Gitarre spielt, da erkenne ich einen Mann mit Kapuzenpullover. Er entdeckt mich auch, ich nehme Mamas Hand.

Komm, sage ich und ziehe Mama mit mir, laufe in ein Café, schließe uns auf der Toilette ein.

Schuldest du ihm Geld?, fragt Mama.

Ich habe keine Ahnung, was ich ihm schulde, sage ich.

Sie lässt sich zurücksinken, seufzt.

Gehen wir ins Konzert, sagt sie. Du siehst so reizend aus in dem blauen Kleid.

Eine Kirche zu betreten, ist, wie die Zeit zurückzudrehen bis damals, als ich zwanzig, fünfzehn, fünf Jahre alt war. Schon im Vorraum schrumpfen meine Brüste, bis nur noch ein flacher Resonanzkasten übrig ist. Im Kirchenschiff werden meine Hüften schmaler, und als ich die erste Reihe erreiche, gleich beim Chor, schaue ich hinab auf meine Hände, es sind Kleinmädchenhände.

Dann blinzle ich, und alles ist wieder normal, ich bin ich selbst. Elise, vierundzwanzig. Wer immer das sein mag.

Ach, lass die Stimme reifen. Lass sich alles in der Brust ausbreiten, Platz einnehmen, einen Leib füllen, ein Leben, einen Kirchenraum. Nicht von Knospe zu unreifer Frucht zu … Fäulnis übergehen.

Und ob ich schon wanderte im finstern Tal, / fürchte ich kein Unglück; / denn du bist bei mir, / dein Stecken und dein Stab trösten mich.

Denn du bist bei mir. Die Sopranistin singt mit zitternder Stimme. Mama presst meine Hand, ich presse zurück.

Das Haus, in dem ich aufgewachsen bin, ist weiß. Es steht abseits von blauen Flecken, weit weg von Abszessen an der Seite der Oberschenkel, geschwollenen Beulen und gelbem Eiter. Also, wenn du muskulär in die Arschbacke drückst und die Nadel nicht lang genug ist und der Stoff nicht bis ganz zum Muskel gelangt. Der röter und röter wird und am Ende voller Qual ist, und Qual ist etwas anderes als Schmerz, etwas ganz anderes.

Genug davon.

Zu Hause musste kein Blut unter den Teppich gekehrt werden. Keine Flecken, die nicht verschwanden. Keine Monster unter dem Bett. Am dichtesten dran war die Puppe mit dem Porzellankopf, Anna, die mit einer Spitzenhaube auf dem Klavier sitzt und mich mit leeren Glasaugen anstarrt. Sie sieht zugedröhnt aus. Ich hatte sie bei mir im Bett, als ich klein war. Vielleicht kam es ja daher.

Mama hat für uns Brötchen gebacken und Kaffee gekocht, ihre Hand ist ein bisschen unsicher, als sie mir die Tasse reicht. Als ob *sie* hier auf Entzug wäre, als ob ihr ein lebenswichtiges Medikament genommen würde, als ob alle Apotheken und Straßenecken geschlossen wären.

Sollen wir ein bisschen singen?, fragt sie.

Ich räuspere mich.

Versuche, meine Kehle wieder von Gesang handeln zu lassen und nicht von Gewalt. Innen und außen. Bulimie, Injektionsstiche. Hab diese ganze Geschichte erbrochen, und jetzt sind nur noch unsichtbare Silberfäden übrig, bereit, Menschen an das Geräusch zu binden, sie in mein Netz zu ziehen.

I've placed my cradle on yon hilly top
And aye as the wind blew my cradle did rock
Oh hush-a-by, Baby, o baw lily loo
And hee and baw, birdie, my bonnie wee doo.

Hie-o, wie-o what will I do wi' ye?
Black's the life that I lead wi' ye
Many o'you, little for to gi'ye
Hie-o, wie-o, what will I do wi' ye?

Deine Stimme erholt sich immer mehr, sagt Mama. Ich höre fast nicht, dass du älter bist. Ich meine, natürlich höre ich es, aber es ist kein so großer Unterschied zu deiner Teenagerzeit. Vielleicht ist das ja gerade das Gute daran, eine Art erwachsene Kinderstimme.

Ich sage nichts.

Ich hab solche Angst, dass du wieder verschwindest, sagt sie.

Ich bleibe hier. Ich habe aufgehört, sage ich und nehme ihre Hand.

Du bist jetzt in Sicherheit, Mama.

Die Narcotics Anonymous haben ein einfaches Programm für komplizierte Menschen, heißt es. Ich würde es eher ein kompliziertes Programm für einfache Menschen nennen. Meine Sponsorin, Laura, ist Australierin, sie geht zu den NA, seit sie achtzehn ist. Offenbar ist ihre ganze Familie hingegangen.

Wir sitzen in einem Café in Oslo S und haben das Arbeitsbuch der NA vor uns, ich habe eine Menge Fragen darüber, wie ohnmächtig ich bin, beantwortet. Wie ich eine falsche Rettungsweste in Gestalt eines aufblasbaren Gottes anlegen muss, um in etwas anderem zu schwimmen als Pisse und Schnaps und Blut.

Wir wollen uns den neunten Schritt vornehmen: Entschuldigung. Im achten Schritt sollten wir eine Liste der Menschen machen, die wir in unserer aktiven Zeit verletzt haben: *Wir machen bei diesen Menschen alles wieder gut, wo immer es möglich ist, es sei denn, wir würden dadurch sie oder andere verletzen.*

Laura sagt, ich soll andere anrufen und um Entschuldigung bitten. Entschuldigung für den mageren Leib, der herumschlich und Badezimmerschränke und Brieftaschen der Menschen durchwühlte, bei denen er zu Besuch war, der alle im Stich ließ, die sich kümmerten. Entschuldigung dafür, dass ich da war. Oder dass ich nicht da war.

Dafür, dass die Junkie abgehauen ist, während ihr – und ich – nun hier sitzen und aufräumen müssen.

Zuerst treffe ich in einem Café Cecilie. Sie sieht gut aus. Die blonden Locken, die sie in der Grundschule hatte, sind mit einem Glätteisen gebändigt worden. Sie bloggt. Ich war einmal auf ihrem Blog, sie macht Reklame für Klamottenmarken, ohne dafür Geld zu bekommen, um ein Blog zu imitieren, das Leserinnen und Sponsoren hat. Sie ist mit einem BWLer verheiratet. Deshalb kann sie sich die Burberry-Tasche leisten. Ich war schon immer der Meinung, dass Ehe Prostitution ist. Joakim hat mir nur Pillen und Dope gegeben, und dann haben wir auch aufgehört, miteinander zu schlafen.

Ich gehe zu den Narcotics Anonymous, sage ich. Und mache die Schritte. Bei einem Schritt muss ich alle, die ich verletzt habe, um Entschuldigung bitten. Und du warst ja die ganze Zeit dabei. Von der Essstörung über den Konsum bis zur Sucht.

Ich kann die Prämisse nicht ganz akzeptieren, sagt Cecilie. Dass du um Entschuldigung bitten sollst, meine ich. Du warst krank. Es war schrecklich, das mit anzusehen, aber es war doch kein Verbrechen an mir.

Ich brauche es, dass du die Prämisse akzeptierst.

Du *brauchst* es, dass ich dir verzeihe, für etwas, das nicht verziehen werden muss, um deinetwillen?

Irgendwie schon.

Dann lade ich Mama und Papa zum Essen in die Wohnung ein. Frage Sigurd, ob er für ein paar Stunden etwas mit Freunden unternehmen kann. Lasse das Buch *Wie und warum es funktioniert* der Narcotics Anonymous offen herumliegen. Der gelbe Schlüsselring, auf dem *neun Monate clean und gelassen* steht, liegt sichtbar im Gang. Ich habe Mama und Papa Bilder aller früheren Schlüsselringe geschickt. Weiß für vierundzwanzig Stunden. Orange – dreißig Tage.

Rot – neunzig Tage. Blau – sechs Monate. Mama hat jedes Mal mit Herzchenemojis, lieben Grüßen und Ausrufezeichen geantwortet. Papa hat einen erhobenen Daumen geschickt.

Ich habe einen Geflügeleintopf gekocht, er steht auf dem Küchentisch, ich serviere Rotwein für alle, auch für mich ein kleines Glas, damit sie sehen, dass ich normal bin. Dass ich wie alle anderen mit Rauschmitteln umgehen kann. Und wie alle anderen mit Essen. Es ist nur eine Mahlzeit. Und Wein. Es ist total ungefährlich.

Papas Haare sind noch grauer geworden, oder vielleicht ist alles grauer geworden.

Wie nett, eingeladen zu werden, sagt er, als ob er mit einer spräche, die er nicht so gut kennt und die er lange nicht gesehen hat.

Mama hat ein bisschen zugenommen, seit ich aufgehört habe, und sie hat ihre Gesichtsfarbe zurückbekommen. Genau wie ich. Es steht uns nicht.

Du bist reizend, kleine Elfe, sagt sie und fährt mir durch die Haare. Es ist so schön, dass du wieder da bist.

Ich streiche meine Haare gerade und lächle. Sie muss mit diesem Elfenkram aufhören. Wer hätte denn je von einer Elfe gehört, die auf die sechzig Kilo zugeht?

Ich mache den neunten Schritt der NA, sage ich. Und ich habe euch eigentlich eingeladen, um euch um Entschuldigung zu bitten. Ich habe immer nur an Drogen gedacht und nie an mich selbst – und schon gar nicht an euch.

Das ist ... du warst krank auf eine Weise, die wir nur mit Mühe verstehen konnten, genau wie du selbst vielleicht auch, sagt Mama.

Ja, denke ich, wenn ich vor Gericht gelandet wäre, würde mir fehlen, was Juristen *Misshandlungsentschuldigung* nennen. Hätte ich sagen können, dass meine Eltern mich geschlagen haben oder dass ich Hunger leiden musste, als ich klein war, wäre das Ergebnis dasselbe gewesen, aber ich wäre auf Mitleid gestoßen, auf größeres Verständnis.

Ich schenke Wein nach. Ein volles Glas für mich selbst.

Entschuldigung, sage ich.

Mehr schaffe ich nicht. Ich sage nicht: Entschuldigt die leere weiße Pillendose, den weißen Schnee und die blauweiße Haut. Die Familienbilder, auf denen man den gierigen Zug um meine Mundwinkel sieht, die scharfen Kanten in meinem Gesicht. Entschuldigt, dass die Perlenkette, die ich zur Taufe bekommen hatte, gerissen ist und die Perlen nun in Sandaker, der Brugate, der Notaufnahme, der Drogenambulanz liegen, dass die Perlen verschwunden sind. Und dafür, dass sich alles, was ich hätte werden können, in Rauch aufgelöst hat, sich in einem Löffel aufgelöst hat.

Das ist jedenfalls Vergangenheit, sagt Papa. Es hilft nichts, darauf herumzureiten.

Das macht nichts, sagt Mama. Es ist doch – du hast dein Bestes getan.

Habe ich nicht, sage ich.

Wenn ein Kind in einem Einkaufszentrum verschwindet, suchen die Erwachsenen es. Sie lassen den Namen über Lautsprecher ausrufen, rufen und rufen, versuchen, das Kind einzufangen. Rufen und rufen. Ich habe an Straßenecken und auf Friedhöfen gesucht, tief unten im Pillenglas, in der Alufolie. Wen habe ich gesucht?

Eltern einer Junkie zu sein, meine Eltern zu sein. Sie in den Seitenstraßen zu suchen, mich in Bierflaschen und Pillenschachteln und Spritzenhüllen zu suchen. In Angehörigengruppen zu sitzen, mit der Kleenex-Dose wie ein Totempfahl in der Mitte. Lange Briefe zu schreiben an Hausärztin, Drogenberater, zu Besprechungen ins Sozialamt zu gehen. Das alles. Die kleinen Schubladen, die ich ihnen gegeben habe und in die sie hineinpassen mussten, »Angehörige«, »coabhängig«, Schubladen, die es ihnen ersparten, an Autostaus, Kollegen, Mittagessen zu denken. Alles ging auf in einer höheren Einheit: Lebt unsere Kleine heute noch?

Bitte sehr. Das habt ihr gratis bekommen. Ich musste enorme Mengen Pillen und Pulver in mich hineinstopfen, musste zittern, kotzen, Geld auftreiben, Geld ausgeben, Geld verbrauchen, während ihr nur dasaßt. Arbeiten gingt. Zeitung last. Zu Mittag aßt und den Abwasch erledigtet. Und dann erschien ich auf der Matte. Schenkte euch ein Drama von Leben und Tod. Etwas Großes und Gewaltsames und Tragisches. *Show me a heroine, and I'll write you a tragedy.*

Ich habe Entschuldigung gesagt.

Jetzt müsst ihr Danke sagen.

An vielen Erinnerungen aus meiner Kindheit ist etwas Seltsames. Als ob sie im Suff aufgenommen worden wären. Es gibt eine Menge Bilder, klare und scharfe, aber meine eigene Erinnerung ist *blurry.*

Der Unterschied zwischen Bild und Negativ, Backstage und Frontstage.

Ich war die Beste beim Verstecken spielen. Ich war so klein, dass ich fast in den Ritzen verschwinden konnte. Und ich war schnell: Sie zählten EINS, ZWEI, DREI, VIER ECKSTEIN, ALLES MUSS VERSTECKT SEIN, HINTER MIR UND VOR MIR, DA GILT ES NICHT! Alle, auch die Kindergärtnerinnen, fragten: *Wo ist Elise?* Und ich lag im Spielzimmer unter dem Teppich und wusste es fast selber nicht.

Ich war mit Mama im Einkaufszentrum CC Vest, auf der Rolltreppe unterwegs nach oben sah ich mich selbst das Förderband hinabkullern und unter den Einzug geraten, hinein in eine Zwischenwelt, kopflose Plastikpuppen oben auf dem Boden, körperlose Schaufensterpuppen unten an der Decke, und ich irgendwo dazwischen, ohne Kopf, ohne Körper.

Wir gingen in einen Kleiderladen, ich sah einen Rock aus rosa Tüll, und plötzlich wurde ich hineingezogen in diese weiche rosafarbene Welt, verschwand zwischen den Stoffschichten.

Kann die Mutter der kleinen Elise zum Schalter im zweiten Stock kommen?

Ich saß mit fremden Erwachsenen im Büro des Einkaufszentrums, sie hatten mir einen Lolli gegeben. Mama kam. Umarmte mich. Noch wärmer und länger als sonst, wenn ich verloren gegangen war.

Wenn wir in der Schule Fußball spielten, rannten alle hinter dem Ball her, ich blieb an der Seitenlinie stehen. Was wollten die mit dem blöden Ball. Wozu sollte das gut sein. Ich blieb stehen und beobachtete Füße, die um eine Kugel dribbelten, als ob ihr Leben davon abhinge.

Was sollte man über das Leben sagen.

In der zweiten Klasse war ich Lucia. Ich kam aus Uranienborg. Ich ging auf eine blonde Schule. Ich hatte blonde Haare, eine blonde Lunge, eine blonde Singstimme. Ich suchte nach einer dunklen Decke, in die ich mich wickeln, mich vor der Sonne schützen könnte. Im Luciazug trug ich die Lichterkrone, mein Kopf strahlte Wärme und Licht ab, und die Lehrer machten Fotos, und die Eltern machten Fotos, Papa machte Fotos. Ich lächelte automatisch ins Blitzlicht. Einen winzigen Moment lang, wie wenn man ein Streichholz anzündet, wie Scheinwerfer in den Augen eines Rehs auf der Fahrbahn.

Ihre Haare brennen, rief jemand, und als eine Hand hervorschoss und die Flammen in meinen Haaren löschte, dachte ich dasselbe: *Ihre* Haare brennen.

Ich hatte nichts damit zu tun.

Wenn Papa abends von der Arbeit nach Hause kam, lief ich auf den Gang, umarmte ihn, sog seinen Geruch und den Geruch der Welt dort draußen ein, in der kurzen Zeit, in der er ihn in meine Arme legte. Er ging ins Wohnzimmer, nahm ein Buch aus dem Regal, setzte sich in den Sessel und hielt es im Arm wie ein Baby.

Lies Elise doch etwas vor, sagte Mama.

Er nahm das Buch mit in mein Zimmer, deckte mich zu und las aus William Blakes *Lieder der Unschuld und Erfahrung* vor. Er las über das Lamm, das weich war wie Zuckerwatte, wie eine Wolke am Himmel. *Kleines Lamm, wer schuf dich? / Weißt du wohl, wer schuf dich? / Macht' dein Stimmchen also fein, / dass sich alle Täler freun? / Kleines Lamm, wer schuf dich? / Weißt du wohl, wer schuf dich?*

Und er erzählte vom Tiger, der wie flammende Zirkusfarben leuchtete: *Tiger, Tiger, grelle Pracht / in den Dickichten der Nacht, / wes unsterblich Aug und Hand / furchtlos dieses Gleichmaß band?*

Papa küsste mich auf die Stirn, und ich lag wach in der Dunkelheit. *Als die Sterne sich erschreckten, / weinend ihre Waffen streckten, / freute da des Werks er sich? / Schuf, der's Lamm erschuf auch dich?*

Mama spielte Klavier und sang. Ihre Stimme füllte das Zimmer, sie stahl sich hinter die Vorhänge und ruhte auf der Fensterbank wie ein Kätzchen. Es war so schön, dass es wehtat, an einer Stelle, von der ich nicht wusste, wo sie war, und ich hätte gern gewusst, was für Wiegenlieder sie für mich gesungen hatte, als ich klein war, und ob die wohl etwas damit zu tun hatten, dass mir von Licht immer die Augen wehtaten.

Ich war auf Cecilies Geburtstag, sie wurde elf. Mama hatte mich fein gemacht, mit hellblauem Kleid, sie hatte meine Haare mit dem Lockenstab gebändigt. Cecilie hatte Naturlocken, sie war fast so blond wie ich. Sie trug ein hellrosa Kleid, es ähnelte ihrer Haut und ihren Fingernägeln. Sie war ein bisschen mollig, das sagte Mama, ich selbst war dünn, fast *schmächtig*. Ich sah zu, wie Cecilie Kuchen aß, sie nahm ein zweites Stück, ich nahm nur ein halbes.

Dann wollte sie beim Geburtstagslied anführen. Obwohl es ihr eigener Geburtstag war. Sie sang mit heller Stimme, *Happy Birthday to you*, den höchsten Ton traf sie nicht. Ihre Stimme wird unrein von zu viel Kuchen, dachte ich, klebrig und cremig. Ich spuckte den Bissen, den ich noch im Mund hatte, aus und legte ihn auf die Serviette, trank Wasser. Stand auf und sang, *Hoch soll sie leben*. Meine Stimme war ganz rein, nur ein winziger Tropfen Sahne.

Mama kam jeden Abend in mein Zimmer, im Nachtlicht sah sie bleich und flackernd aus. Sie roch immer nach Vanille, ich glaube nicht, dass es ein Parfüm war, ich glaube, sie war eine Art Vanilleblüte. »Kletterpflanze aus der Orchideenfamilie« stand im Pflanzenlexikon. Wir sangen jeden Abend denselben Choral, so leise, dass wir fast flüsterten, ich verschränkte meine Hand mit ihrer, sie hatte kleine Hände, kaum größer als meine, und sie drückte sie die ganze Zeit, als ob die Finger zwinkerten. *Lieber Gott, nun schlaf ich ein, schicke mir ein Engelein, dass es treulich bei mir wacht, durch die ganze lange Nacht.*

Das habe ich, als ich klein war, in Gedanken jeden Abend gesungen, sagte sie, küsste mich auf die Stirn und deckte mich zu. Ich war ganz sicher, solange mein Körper unter der Decke lag, auch der kleine Zeh; die Federn in der Daunendecke waren Gottes Schwingen.

Mama lief immer mit leichten Schritten, als ob jeden Moment irgendwer aufwachen könnte. Oder das Haus einstürzen, die Vasen vom Kaminsims auf den Boden fallen, wenn sie auch nur ein einziges Mal stolperte. Eines Abends stand ich draußen auf dem Balkon im ersten Stock, die Nacht war wie eine schwarze Samtdecke, die mich einhüllen und auf mich aufpassen oder mich ersticken könnte. Ich setzte mich auf das Geländer und ließ die Beine in der Dunkelheit baumeln. Plötzlich merkte ich, dass jemand mich zurück auf den Balkon zog. Ich nahm den Duft von Vanille wahr, und ich merkte, dass sie die Arme um mich legte, aber ich hatte sie nicht gehört.

Im Chor waren wir eine Lunge, ein Puls. Ich hatte keine Ahnung, was mein Atem war und was der Atem der anderen, wusste nicht, wo meine Stimme endete und die der anderen begann. Der Klang stieg hoch zur Kirchendecke oder stieg von dort herab, war es etwas oder jemand von oben, wodurch der Raum mit Klang erfüllt wurde? Ich stand zwischen den anderen, ehe ich zum Solo einen Schritt vortrat.

Unser Chorleiter Philip saß am Klavier, schaute zu mir hoch, als ich sang. Ich spürte seinen Blick, spürte die Blicke der anderen hinter mir, wie kleine Stiche in den Rücken.

Mein Mund gehörte nicht mir. Er gehörte dem Chor, gehörte Philip, gehörte Mama, gehörte dem Publikum.

War es ein Wunder, dass ich am Ende die Welt ausspeien musste.

Philip fuhr mir über die Haare, als ich nach der Probe die Noten zusammenpackte. Fuhr über. Oder strich hindurch. Ich ging auf die Kirchentoilette, sah meine Haare an, die plötzlich anders fielen. Vielleicht sollte ich aufhören, Spangen zu tragen.

Mama war eine warme Stube, oder die Stube war Mama, ein Schoß. Jede Woche stellte sie frische Lilien auf den Wohnzimmertisch. Wenn wir Gäste hatten, klirrte alles, die Gläser, das Gelächter, Teller und Löffel. Hast du genug zu trinken, soll ich dir etwas reichen, möchtest du mehr Eis?

Sie hatte lange blonde Haare, in der Sonne gebleicht, wie eine verschossene Blümchentapete. Sie warf die Haare in den Nacken, lachte viel, wippte munter mit dem Fuß.

Einmal zeigte sie mir ein Bild von einem schönen blonden Mädchen, das in einem gestreiften Bikini an einem Strand saß, sie starrte in die Kamera, als ob sie sich durch die Linse bohren, auf der anderer Seite wieder zum Vorschein kommen wollte.

Schau, sagte sie, als ich jung war, sah ich genau aus wie du.

Sie war nach Oslo gezogen, um auf die Musikhochschule zu gehen. Hatte Papa auf einem Fest kennengelernt. Gefragt, ob sie auch für ihn ein Bier holen sollte, es mit einem Feuerzeug aufgemacht. Ich bin durch meine Jugend nicht klug, aber ich bin praktisch geworden, sagte sie. Ich habe sie einmal zu Papa sagen hören, dass sie die Kinder, die die Flaschen ihrer trinkenden Väter ausleerten, nie verstanden habe. Es gehe doch darum, den Vater trinken zu lassen, bis er einschlief, auch wenn er schon zu betrunken war, um die Flasche selbst zu öffnen.

Philip, den Mama vom Studium kannte, hatte feine Linien unter den Augen, wie Notenstriche. Er lächelte mich an. Trank einen Schluck Wein, ganz langsam, es sah aus, als wäre Verweilen, als wäre Warten beim Rausch das eigentlich Wichtige.

Du hast so schöne Haare, sagte er zu mir, wie ein Scheinwerfer, den du mit dir herumträgst. Kannst du nicht etwas für mich singen, Elise?

Ich stellte mich auf, begann das Solo aus dem Chor. Philip nippte an seinem Weinglas, beobachtete mich beim Singen. Egal wie ich mich bewegte, ob ich mein Gewicht von einem Bein aufs andere verlagerte, seine Augen folgten mir, waren fast schneller als ich. Ich hatte das Gefühl, dass sein Blick mir ein Loch in die Brust bohrte, und meine Stimme wurde brüchig und porös. Den höchsten Ton traf ich nicht. Der Applaus war ein wenig schlapp. Ich lief hinaus auf den Gang, ich fasste mir ins Gesicht, um mich zu vergewissern, dass es da war.

Mama kam heraus, strich mir über die Haare, zog mich an sich.

Es ist schon in Ordnung, wenn du es nicht immer schaffst, sagte sie.

Sie drückte mich fest an sich, ich versuchte, mich kleiner zu machen, um in ihren Armen Platz zu finden.

Es ist in Ordnung, sagte sie noch einmal.

Mama gab mir Gesangsunterricht, wenn die anderen fertig waren. Sie sagte, ich sollte mich aufrichten wie eine brennende Kerze, die Flamme sollte sich vom Rückgrat bis zum Kopf erstrecken. Ich sang, und plötzlich traten ihr Tränen in die Augen, sie saß nur da und sah mich an, wie dann, wenn sie Dias anschaute von damals, als ich noch kleiner war. Sie wollte immer diese Dias anschauen, und ich saß neben ihr, sah das Klicken und Flimmern zwischen den Bildern an, die Dunkelheit, ehe meine blonden Haare und meine weiße Haut aufleuchteten.

Du bist mein kleines Licht in der Winternacht, sagte sie. Deshalb haben wir dich Elise genannt. Es klingt wie ein Licht. Weil du heller leuchtest als die Dunkelheit.

Danach zog ich die Jalousie herunter, löste die Gardinen, draußen schien gleißend hell die Sonne, leuchtete durch die Ritzen. Ich wollte, dass mich die Dunkelheit einwickelte, meine Puppenfüßchen und meine viel zu leuchtenden Haare verbarg.

Mama kam herein, ohne anzuklopfen.

Herzchen, fragte sie, warum sitzt du auf dem Boden?

Einfach so, sagte ich.

Philip kommt am Donnerstag wieder zum Essen. Es wäre schön, wenn du dann für uns singen könntest.

Ich nickte. Ausgestellt werden. Eine Vase aus Kristall sein, in der Sonne funkeln, den Mondschein in mir drin. Das ist praktisch. Du kannst dich einfach abstellen und dann weitergehen.

Mama suchte meine Kleider aus. Sie bürstete mir jeden Morgen die Haare, bis die blank und vollkommen nachgiebig waren.

Kleider und Haare können ja wohl nicht so wichtig sein, hörte ich Papa sagen, als ich auf dem Weg nach draußen war. Sie ist zwölf, sie müsste das allein schaffen.

Wenn du aufhörst, dich um die Kleider deiner Kinder zu kümmern, setzt der Verfall ein, sagte Mama. Plötzlich geht sie in verdreckten Sachen zur Schule, alle glauben, wir hätten angefangen zu trinken, und sie kann älteren Jungen zum Opfer fallen, weil die sehen, dass sie verletzlich ist.

Ich drehte mich um und sah durch den Türspalt, dass Papa Mama im Arm hielt, ihr Haar streichelte, als ob sie ein kleines Mädchen wäre.

Am Tag vor dem Heiligen Abend, vor dem Solo in der Kirche, bekam ich Fieber. Ich war zwölfeinhalb. Während mein Kopf leicht war wie ein Ballon und ich unter der Decke schwebte, um vielleicht wegzufliegen oder zu platzen, war mein Körper schwer, als läge ich in einer Wanne mit zu heißem Wasser. Vor meinen Augen war alles verschwommen, eine Haut lag zwischen mir und der Welt. Mama fuhr mir mit einem Lappen über die Stirn, er war warm und salzig und feucht, während mein Körper im Bett nur verloren und verzerrt und verschlossen war.

Aber, aber, Herzchen, sagte Mama, bald ist es besser.

Mein Körper war schwer, und mein Kopf war leicht, ich sank und stieg gleichzeitig. Die Jalousie war heruntergezogen, und wenn ich die Augen schloss, sah ich kleine Narben, durch die das Licht fiel.

Am Morgen des Heiligen Abend kam Mama in mein Zimmer und legte mir die Hand auf die Stirn.

Du hast immer noch Fieber, sagte sie.

Sie kam mit einem Glas Wasser und einer Ibu zurück.

Nimm das, sage sie, dann geht es dir bis zu deinem Auftritt besser.

Sie müsste im Bett bleiben, sagte Papa. Kann Cecilie nicht das Solo singen?

Ich schüttelte den Kopf und schluckte die Pille. Ich war die Hübscheste. Die Tüchtigste. Die Einzige.

In der Kirche saß ich ganz hinten, ich war schlapp, schniefte, die anderen saßen weiter vorn und redeten und kicherten. Philip kam zu mir, strich mir mit der Hand über die Wange, sagte, ich sei heiß, fragte, ob ich krank sei.

Bisschen Fieber, sagte ich.

Viel Wasser trinken, sagt er. Und dann gehen wir in die Sakristei zum Anwärmen; wenn es dir schlecht geht, musst du besonders gut anwärmen.

Ich setzte mich auf einen Stuhl, und er sagte, ich sollte summen, ruhig, leise, das Geräusch sollte fast lauwarm sein. Er sagte, ich sollte Klickgeräusche im Hals machen.

Ganz ruhig atmen, wenn du singst, sagte er, der Atem wird kürzer, wenn man krank ist. Versuch, den leichtestmöglichen Klang zu erreichen, such nicht zu viel Unterstützung unten im Körper. Lass alles leicht und spielerisch sein.

Als der Pastor mit der Predigt fertig war, stellten wir uns auf. Ich trug ein schwarzes Samtkleid, weil ich Solistin war, die anderen trugen Roben. Als ich mit dem Solo an der Reihe war, ließ ich meine Stimme durch die Luft wirbeln, ehe sie abwärts glitt, bis sie mitten im Kirchenraum innehielt, fast irdisch. Der Schwindel, den das Fieber verursachte, und mein weher Hals ließen meine Stimme so zart und jung wie möglich klingen, aber noch immer melodiös, es lag Neuschnee in der Stimme. Mama saß zusammen mit Oma und Opa in der ersten Reihe, sie hatte Tränen in den Augen.

Wir saßen am Tisch, Mama hatte kleine Silberengel auf die Tischdecke gestreut, sie klebten an allem fest, landeten auf unseren Tellern, im Essen. Mama liebte Feiertage, bedeckte jeden Winkel im Haus mit Glitzer, Girlanden, Fantasiefigürchen. Ich wünschte, ich wäre so klein wie die Silberengel auf dem Tisch oder wie eine leuchtende kleine Elfe.

Elise war heute ungeheuer tüchtig, sagte Mama. Ich lächelte und hustete in meine Serviette.

Du hast so schön gesungen, sagte Opa, er sah nicht mich an, sondern die Aquavit-Flasche, Mama schenkte ihm ein Glas ein.

Aber, aber, sagte Oma.

Nicht wahr, sagte Mama. Die Stimme, die Elise da hat!

Sie lächelte, ihre Wangen waren rot wie bei einem kleinen Mädchen.

Du hast doch auch eine wunderschöne Stimme, Kathrine, sagte Oma.

Jaja, sagte Mama. Die hatte ich wohl mal.

Du hast zu früh aufgegeben.

Es reicht nicht, gut zu sein, man muss am besten sein, sagte Mama. Wer will schon für den Rest des Lebens im Chor stehen.

Sie sah mich an und lächelte.

Opa beugte sich vor und griff nach der Aquavit-Flasche. Oma zuckte zusammen. Ich sah zu, wie er sein Glas füllte, einen Schluck von der gelblichen Flüssigkeit trank.

Wenn wir mit den anderen Großeltern feierten, war der Heilige Abend anders. Dann war ich die Hauptperson. Wenn Mamas Vater dabei war, war es die Flasche.

Er trank mehr Bier und noch ein Glas Aquavit.

Sollen wir jetzt Schluss machen?, fragte Oma.

Ich sah die Flasche an. Auf das, was blank und stark war. Man hätte meinen sollen, etwas, das Opas Gesicht zu einem Kind und einem Vierzigjährigen machen konnte, einem Neugeborenen und einem Sterbenden, müsste dick und schwarz sein wie Teer. Aber das Stärkste, begriff ich, konnte durchsichtig sein, golden, konnte mit klirrenden Geräuschen locken.

Mama hatte erzählt, dass er früher manchmal einfach verschwunden war. Er sagte, er wolle nur kurz Zigaretten kaufen, und blieb dann drei Tage lang weg. Niemand wusste, wo er war. Er löste sich in Luft auf, ohne eine Spur zu hinterlassen. Ich sah ihn an, er verschwand auch jetzt, verschwand hinter seinen Augenlidern.

Mama holte Reispudding, Dessertwein und Cognac. Oma sah Mama an, als die für Opa Cognac einschenkte. Er leerte sein Glas auf einen Zug, dann schenkte er nach. Er redete laut, lachte, und ich fragte mich, mit wem er da redete.

Oma trank einen Schluck aus ihrem Aquavit-Glas, sie hatte es bisher nicht angerührt. Sie atmete aus, leise und langsam, durch die Nase, wie ein Seufzer.

Opa wollte noch etwas mehr, aber das Glas fiel zu Boden und zerbrach. Wieder seufzte Oma. Mama stand auf, fing an zu fegen. Ich wusste, dass ich sehr hoch kam. Dass ich problemlos das hohe C erreichen konnte, wie die Königin der

Nacht. Wenn ich groß wäre, würde ich in eine Bar gehen und mit meiner Stimme alle Gläser zerspringen lassen.

Mama half Opa nach oben ins Gästezimmer, ich ging hinterher. Sah zu, wie sie ihn zudeckte.

Am nächsten Tag war das Haus verkatert, erfüllt von einem dichten Nebel aus Räucherstäbchen und Tannennadeln. Nichts war zerbrochen, keine Glasscherben oder umgekippte Weihnachtsbäume, Opa und Oma nahmen früh die Straßenbahn, Papa lüftete.

Mama hörte ein Harfenkonzert von Bach, Papa saß im Sessel und blätterte in irgendwelchen Papieren. Ich starrte den Lautsprecher an, konnte nicht begreifen, dass die Engel Platz darin hatten, dass ihre Flügel nicht geknickt wurden oder zerbrachen. Ich wollte fliegen, konnte mich aber nicht bewegen, war mit Harfensaiten an den Stuhl gefesselt. Es kribbelte, und es kratzte, und am Ende fragte ich: Kannst du die Musik ausmachen?

Gefällt sie dir nicht?, fragte Papa.

Doch, natürlich, sagte ich.

Ich stand auf und ging auf mein Zimmer, die Musik saß noch immer in meinem Körper, obwohl es ganz still war. Mein Körper bestand ja nur aus Organen und Blut, er würde verwesen, er verdiente es nicht, dass die Ewigkeit darin klirrte, wenn mir keine Engelsflügel aus dem Rücken wuchsen.

Ich war noch keine dreizehn, als ich in meinem Zimmer saß und alles plötzlich dunstig und klar zugleich wurde. Ich dachte, dass ich das wirklich bin, und es war, wie hinter Plexiglas zu sitzen und hinaus auf die Welt zu schauen, die niemals zu mir hereindringen könnte, und ich könnte niemals hinausgelangen. Es war kein Gefühl von Unwirklichkeit, eher von Wirklichkeit, ich war in mich selbst eingeschlossen und würde niemals, nie im Leben, entkommen. Und alle anderen Menschen waren auf dieselbe Weise in ihrem Bewusstsein gefangen, wir besuchten einander hinter Glaswänden, wie in Gefängnisfilmen aus den USA.

Existenzielle Angst nannte ein Psychologe das viel später, und es klang besser, als sich einfach nur verrückt vorzukommen. Zu wissen, dass es das Einzige war, was ich mit dem Leben machen könnte, meine Handfläche an das Plexiglas zu legen und zu hoffen, dass jemand auf der anderen Seite ebenfalls seine Handfläche dagegenlegte. Obwohl alle in Glaskäfigen lebten, hatte ich das Glück, Stimme und Gesicht und Körper von einer zu haben, bei der die Leute gern stehen blieben und sie ansahen.

Aber hatte ich das wirklich. Hatte ich, hatte ich.

Der Übergang von bezaubernd zu betörend, von reif für ihr Alter zu leider zu jung, geschah in diesem Jahr. Ich wurde dreizehn. Ich sah mich selbst von außen, als wäre ich eigentlich in den Blicken auf der Straße, nicht die, die angestarrt wurde. Ich fing an zu wachsen, meine Brüste ragten hervor. Auf dem Schulhof folgte mir das Scheinwerferlicht meiner eigenen weißblonden Haare. Vor den Chorkonzerten war mein Bild auf den Plakaten, ich sah fast aus wie eine Leuchtkugel.

Das ist nicht das Wichtigste, sagte Philip, als ich allein mit ihm für das Solo übte. Aber wenn du schon so singst, wie du singst, dann ist es kein Nachteil, dass du aussiehst, wie du aussiehst.

Es war nur der Chor. Kein Publikum, niemand sonst in der Kirche. Nur Philip, der mir durch den Mund in die Kehle schaute, die sich zusammenschnürte. Ich wünschte, es gäbe eine magische Medizin, die mich wie ein Vogel über die hellsten Saiten trippeln ließe. Aber es gab nur lauwarmes Wasser gegen den ausgetrockneten Mund, ich war auf der Kirchentoilette und trank aus dem Hahn, ehe das Solo an die Reihe kam. An einigen Tagen verkrampften meine Kiefermuskeln, und der Klang wurde flach, wenn ich sang. Mein Hals verspannte sich. Mein Körper hatte Angst, und ich begriff nicht, wieso, ich war doch die Tüchtigste, Mama sagte doch, ich sei die Tüchtigste.

Am Freitag vor dem Frühlingskonzert mit dem Mädchenchor war Philip zum Mittagessen bei uns, er stand in der Küche, als ich herunterkam.

Du bist aber schön, willst du ausgehen?

Äh, ja, sagte ich, ich treff mich mit Cecilie.

Hast du Lampenfieber vor dem Konzert am Freitag?

Er trat ganz dicht an mich heran. Sein Atem roch nach Wein und Zigaretten. Er legte mir die Hand aufs Herz, das gegen seine große warme Hand anhämmerte, mein ganzes Ich hämmerte.

Aber, aber, flüsterte er. Lampenfieber legt sich.

Mama stand von ihrem Stuhl im Wohnzimmer auf, trat einen Schritt zurück. Ich lief hinaus auf den Gang, blickte in den Spiegel, bis meine Wangen weniger rot waren, bis ich wieder bleich und rein war.

Kleine Prinzessin.

Kleine Elfe.

Meine Hände waren für das Klavier da, sie waren klein und weiß, und ich benutzte hellrosa Nagellack, so hell, dass er fast nicht mehr rosa war. Sie waren nicht für die Nächte, wenn ich einen Stuhl vor die Tür schob und mich auszog und meine Finger über meinen Körper prickelten wie Regen.

Wenn ich kam, war es auch wie Regen. Es begann wie Nieselregen, aber kurz darauf ertrank ich in der Flut. Als ob ich, im Bett im Dunkeln, in etwas Schwarzes und Trübes hinab gezogen würde, als ob das, was hinter meinen Augenlidern flimmerte, falsch wäre, als ob ich mich einfach auf alle Körper auf der Welt stürzen wollte, weil ich Angst vor meinem eigenen hatte. Ich war nicht sicher, ob ich mir alles wünschte oder ob ich mir nichts wünschte. Mir fehlte nichts. Mir fehlte ein Mangel.

Anschließend konnte ich nicht schlafen, brauchte mehr von irgendetwas anderem. Aus irgendeinem Grund dachte ich an eine Szene aus dem Kindergarten, als Mama mich mit einem weißen Kleid fein gemacht hatte und ich mich in einer Pfütze wälzte und dabei schrie, ganz ohne Grund.

Eines Tages, als Mama und ich die Straßenbahn nach Hause nehmen wollten, war es so voll, dass wir in getrennten Reihen sitzen mussten. Neben mir saß ein Mann mit einem Bier in der Hand, er rutschte näher. Ich schaute aus dem Fenster, bis er ganz dicht neben mir saß und seinen Oberschenkel an meinen presste. Ich sah hinaus, betrachtete die Knospen an den Bäumen, und mir wurde heiß, ich wurde unruhig. Als er anfing, seine Hand an meinem Oberschenkel hochzuschieben, grobe Hände auf dem Stoff der Strumpfhose, wünschte ich, ich hätte nackte Haut, ich wollte die Aschespuren seiner Finger an meinen Oberschenkeln haben.

Jetzt hören Sie mal, was machen Sie denn da?, rief eine Frau, die auf der anderen Seite des Mittelgangs saß. Machen Sie, dass Sie fortkommen!, und zu mir: Alles in Ordnung bei dir?

Der Mann griff nach seinem Bier und schwankte auf den Ausgang zu.

Mama hatte sich sofort zu mir umgedreht, sah mich an. Ich hätte gern gewusst, ob sie es gesehen hatte, und wenn ja, ob sie *es* gesehen hatte.

Eines Nachts, als ich nicht schlafen konnte, ging ich hinunter ins Wohnzimmer und sah mir ein Bild meiner selbst auf dem Kaminsims an, so klein, so blond. Ich wäre gern ins Bild gezogen, hätte dort gewohnt, wäre flach und in dem Viereck gewesen und nicht unterwegs, weit, weit außerhalb des Rahmens.

Und zuerst ganz banal, wie einen kleinen Schnitt im Papier, gab es in mir einen Riss, der sich langsam öffnete. Ich sank zusammen, hatte das Gefühl, kurz vor dem Bersten zu stehen, und brach in Tränen aus.

Aber, Elise, Herzchen, was ist denn los?, fragte Mama. Ich blickte auf. Sie stand da im Nachthemd, ein bisschen verschwommen in dem trüben Licht, setzte sich auf den Boden und legte die Arme um mich, so sanft und deshalb so hart, dass ich mich noch mehr in mir verkroch und fast im Bild Platz gehabt hätte.

Ich habe oft an diesen Augenblick gedacht. Wieder und wieder. Es klingt absurd, denn ich habe es doch nicht wissen können. Aber irgendwie wusste ich es trotzdem. Ich habe über das geweint, was kommen würde.

Cecilie gab ein Fest, ihre Eltern waren auf der Hütte. Sie hatte ihre Schwester überredet, für uns Cava zu kaufen, er sollte hell sein, und er sollte brausen. Ich hatte die Flaschen von Mama und Papa gesehen, hatte auf die Töne gehorcht, wenn Glas an Glas klingt, dachte, wenn meine Kehle Silber war, müsste es wohl Alchimie sein, wenn ich perlendes Gold hineinschüttete. Ich trank einige Schluck, und es perlte hoch in den Kopf und bis ins Gesicht, das heiß wurde, ich hätte lachen mögen. Ich trank ein Glas, zwei Gläser, drei, vier. Eine aufsteigende Trägheit. Ging auf die Toilette, pinkelte, sah mein Gesicht im Spiegel, verschwommen, kam mir vor wie auf einem Thron. Ging zu einem Mädchen, das in der Küche stand, küsste sie auf beide Wangen, auf französische Art, sagte, sie sei so reizend. Nahm mir ein Bier aus dem Kühlschrank. Setzte mich aufs Sofa und wippte mit den Füßen, den Wimpern, dem Bier. Ich sah alles doppelt, und in dem doppelten Blick sah ich sie, die im Chor sang, sie, die in allen Fächern mindestens eine Zwei bekam, sie, deren Mutter ihre Kleider aussuchte, aus meinem Körper fliegen und zur Tür hinausgehen. Ich war nicht mehr Elise. Ich legte mich aufs Sofa, die Welt drehte sich, und mir wurde schlecht, wie beim Karussell fahren. Danach lag ich vor der Toilette auf den Knien und erbrach Zuckerwatte. Ein Typ, den ich nicht kannte, brachte mich nach Hause, beim Gehen lehnte ich mich an ihn, dachte daran, was am liebsten passieren sollte, aber es passierte nichts. Als er klingelte und mich wie ein Paket auf der Türschwelle ablieferte, blieb ich stehen, war betrunken, war leer. Es war nicht so sehr ein Kontrollverlust, eher das Loslassen von Verantwortung.

Mama machte auf. Ihr Gesicht wurde anders, als sie mich sah, als ob sie mich nicht erkannte und als ob sie *etwas* erkannte. Papa kam in die Diele, sah das betrunkene Mädchen auf der Türschwelle an.

Aber, um alles in der Welt, hast du getrunken?

Nur ein bisschen, sagte ich.

Mama zog mir die Jacke aus, half mir ins Wohnzimmer.

Darüber reden wir morgen, Elise, sagte Papa.

Mama brachte mich nach oben, ins Badezimmer. Ich wollte abschließen, aber sie blieb einfach stehen, während ich pinkelte und mich noch einmal erbrach. Danach stopfte sie die Decke um mich fest, im Bett, das mich zu wiegen schien.

Elise, sagte Papa am Frühstückstisch, es macht keinen guten Eindruck, dass du dich betrinkst und durch die Gegend torkelst.

Alle anderen trinken auch, sagte ich.

Du bist nicht wie alle anderen, sagte Mama.

Ich fing an zu mogeln. Kleine Tricks, wie das Essen unter den Tisch zu schieben, in die Serviette zu spucken. Zum Frühstück einen Joghurt zu essen, das Mittagessen ausfallen zu lassen, zu behaupten, dass ich bei einer Freundin zu Abend essen würde. Geschmeidig zu sein, fast unsichtbar, keine Spuren zu hinterlassen.

Den Mund zu verschließen, war, wie die Tür zu meinem Kinderzimmer abzuschließen, die Ritzen um die Jalousie abzudichten, meine Kleider selbst auszusuchen.

Stark und mächtig zu sein, indem ich empfindlich und gebrechlich war.

Es musste Grenzen geben. Wenn nicht – wenn ich nur ein bodenloses Loch war, das die Welt verschlingen wollte –, gab es keine Grenzen dafür, was ich mir einverleiben konnte. Ich musste von Knochen eingerahmt werden, wie Polizeiabsperrungen um einen Tatort.

Ich – nicht hinaus. Andere – nicht herein.

Philip sah mich an, als ich zur Chorprobe die Kirche betrat. Obwohl meine Brüste kleiner geworden waren, ich hatte nachgemessen. Er fragte, ob ich nach der Probe noch bleiben könnte. Wir wollten die *Habanera* aus Carmen singen. Als die anderen in der Pause Kekse aßen und Saft tranken, saß ich nur da, lächelte, wusste, dass die anderen Mädchen Keks- und Saftkörper hatten, die zerfließen und zerkrümeln konnten, während mein Körper fest und bewegungslos war, unverletzlich.

Danach sang ich mein Solo. *L'amour est enfant de bohème / Il n'a jamais, jamais connu de loi / Si tu ne m'aimes pas, je t'aime / Et si je t'aime, prends garde à toi.*

Philip am Klavier kniff die Augen zusammen, klappte die Noten zu.

Das war eine überaus reife Interpretation, sagte er. Mit einer gewaltig zarten Stimme.

Er steckte die Noten in seine Umhängetasche.

So groß, sagte er und sah mich an, *fermate*. Und so klein.

Ich legte die Blusen, die Mama für mich kaufte, ganz hinten in den Schrank, zog den Haarreif heraus und ließ meine Haare fallen wie eine Sintflut. Ich war fast fünfzehn, ich ging zu H&M und kaufte schwarzen Eyeliner und nude Lipgloss, ein übergroßes schwarzes Hemd, schwarze Jeans. Gab mein Erspartes für Doc-Martens-Stiefel aus.

Ich machte jeden Abend hundert Sit-ups, hatte blaue Flecken auf dem Rücken und stellte mir vor, die hätte ein Mann mir gemacht. Schob die Finger in die Unterhose und malte mir aus, wie ich von einem großen Körper auf den harten Boden gepresst wurde, von mehreren großen Körpern, wie ich festgehalten wurde, dass ich für die Lust, die in dem Geschlecht unten zitterte, das ich auszuhungern versuchte, keine Verantwortung trug.

Es reichte nicht, *hübsch* zu sein, ich wollte so hübsch sein, dass niemand mich für selbstverständlich halten konnte. So hübsch, dass ich im Glaskäfig immer Interesse wecken würde, dass die Leute mir Goldmünzen zuwerfen würden, auch wenn sie das Plexiglas nie überwinden konnten. Natürlich kommt man an hübsch vorbei. Es gibt eine Leiter, auf der das Niveau um so höher wird, um so tiefer das Gewicht sinkt. Und danach setzt man sich andere, ausgefeiltere Ziele.

Weniger, weniger. Weiter, weiter.

Beruhigendes Mittel. Schwindel. Nicht zu essen war wie eine Betäubung beim Zahnarzt: nur dass nicht mein Mund taub war, sondern meine ganze Haut, mein ganzes Ich. Das Hungern war die magische Pille. Wenn ich Angst bekam – Beruhigungsmittel. Traurig war – Beruhigungsmittel. Lust verspürte – Beruhigungsmittel. Leicht im Körper, schwer im Kopf. Das Gegenteil von betrunken sein. Mir war schwindlig, und plötzlich musste ich nicht mehr an all das denken, an das ich nicht denken konnte. Essen war das Einzige, was in meinem Kopf Platz hatte. Nur eine Scheibe Brot. Die man nicht essen konnte. So einfach.

Wenn du zu offen bist, musst du dich verschließen. Ich merkte, dass meine Proportionen nicht zum Schulhof passten, dass ich zu groß und gleichzeitig zu klein war. Irgendetwas, das mit Zahlen und Geometrie zu tun hatte. Mathematik. Anfangs blieben die Zahlen in meinem Matheheft in den Kästchen, flach und grau. Dann, während der Blutzucker sank, stieg in mir etwas an. Ich schwebte ein wenig über dem Boden, wenn ich über den Schulhof ging, mein Matheheft im Klassenzimmer hervorzog und die Zahlen schwindlig über die Seiten taumelten. Die anderen starrten in ihre Hefte, ich knackte den Code, öffnete geheime Räume. Zwischen den Rippen zum Beispiel, wie leer mochte es dort sein, wie ein großes Gewölbe, in dem sich ein Ton ausbreitete, als Echo auf ein Echo auf ein Echo. Meine Stimme war hell. Licht. Wie ich. Doch wenn ich unter der Dusche sang, schaute ich hinab auf meinen Körper, der war noch immer zu groß, die kleinen Brüste sahen gierig aus. Ich wollte, dass mein Körper wie meine Stimme wäre, ganz rein, dass er die Schwerkraft überwand. Im Spiegel begann ich, die Wirbel im Rückgrat deutlicher zu erkennen, zählte sie.

Ich ergab mich dem Königreich, einer Welt, in der du umso größer und mächtiger wirst, je kleiner und ohnmächtiger du bist. Einem Ort, an dem du ganz sicher warst, hinter Eisentoren, in einem Eisenkorsett. Natürlich hätte ich diesen Ort auch Gefängnis nennen können. Wenn es stimmte, was in den Geschichten der Teeniezeitschriften stand, die ohne Fleisch waren, aber auch ohne das Blut, das pochte, wenn das Fleisch verschwand. Der extreme Genuss, der darin lag, auf Genuss zu verzichten. Das Königreich bedeutete dasselbe, nur besser. Warst du besonders genug, musstest du ausgesondert werden, musstest du in einen Turm gesperrt werden und den Schlüssel verschlucken, musstest du den Magen abschließen.

An der Wand in meinem Zimmer hing Kate Moss nur im BH, ihre Rippen bildeten ein Gitter zwischen ihren Brüsten. Mit dunklen Ringen oder blauen Flecken unter den Augen. Aber da war noch etwas mehr, mehr als die viele Schminke um den abwesenden Blick. *Wasted* zu sein – auf einem Badezimmerboden weggeworfen. Das ganze Essen – *wasted.*

Eine Frau, die ich in Uranienborg oft sah, trug einen Pelzmantel, sogar im Sommer. Ihr musste schrecklich heiß sein, aber ihre Gesichtsfarbe war bläulich: Es sah aus, als ob sie fror. Sie rauchte Zigaretten und hatte ständig eine Flasche Pepsi Max in der Hand, mir kam der Verdacht, dass Schnaps in der Flasche war, die Frau roch nach Alkohol. Aber ich stellte mir unter einem Alkoholiker einen dicken Mann mit rotem Gesicht vor, und sie war eine dünne bläuliche Frau. Sie war vielleicht sechzig, vielleicht vierzig. Ich war im Laden, um mir Samstagssüßigkeiten zu kaufen, die ich nicht essen würde, als ich sie zum ersten Mal bemerkte, als ich sah, wie sie umherwanderte, mit ihrem Einkaufskorb voller Pepsi Max und Stangensellerie. Sie hielt beim Schokoladenregal inne, blieb stehen. Nahm sich einen Schokoriegel, las die Inhaltsangabe auf der Rückseite, wog ihn in den Händen, hielt ihn sich an die Nase. Legte ihn zurück.

Dichter kam sie dem Genuss nicht: die Fantasie, durch ein Papier zu riechen.

Als sie in der Kassenschlange vor mir stand, war ich plötzlich besessen von dem Wunsch, ihre Arme zu sehen. Waren sie pelzig, genau wie der Mantel? Hatten sie bläuliche Haut, die bei den Adern noch blauer wurde, diese Adern, die direkt unter der dünnen Haut lagen, ein dichtes Netz bildeten, wie selbst zugefügte Narben.

Es gibt ein altes Bild von Kate Moss, wie sie im Tonstudio von Pete Doherty Kokain snifft. Sie sitzt auf einem Ledersofa. Ihre Oberschenkel sind nackt, sie sind dünn wie Arme, sie trägt schwarze Stiefel, schwarzes Top, lange blonde Haare. Weißes Pulver. H&M ließ sie danach fallen, Stella McCartney ließ sie fallen, Chanel ließ sie fallen, Burberry ließ sie fallen. Vom Supermodel zur beliebigen Junkie. Das perfekte Bild der Selbstzerstörung. Ich las alles, was ich in den Zeitschriften finden konnte. Musste sie aus dem Himmel fallen sehen.

So licht. So leicht.

An der Wand von Pete Doherty hing angeblich ein Plakat, auf das Kate mit Blut geschrieben hatte: *You're in my veins, you fuck.*

Den Liebhaber in den Adern haben. Den heißen, giftigen Strom spüren.

Die Clean-Time-Counter-App zeigt neun Monate, zwei Wochen und dreizehn Sekunden. Das Wetter schlägt um, es wird wieder kühler. Gut, dass mir so warm ist. Jede Menge Fleisch am Leib. Mama sagt, ich sehe *frisch und gesund* aus, dass es mir steht, ich habe also einen normalen BMI und sage zum Psychologen, dass es sehr gut geht, die Waage sagt, dass es gut geht, und ich muss der Waage glauben, habe ihr immer geglaubt, wenn auch jetzt auf eine andere Weise. Ich heimse keine mitfühlenden Blicke mehr ein, als wäre nicht auch diese Körperform das Ergebnis von Angst und Besessenheit.

Wenn Sigurd bei der Arbeit ist, sitze ich oft in der Musikhochschule und esse Salat, während ich mir Neunzehnjährige mit kleinen Körpern und großen Möglichkeiten ansehe. Ich setze Kopfhörer auf, damit niemand mich fragt, wie lange ich hier schon studiere und was ich vorher gemacht habe. Ich schaue aus dem Fenster, auf den fallenden Regen, und höre *Sunday Morning* von Velvet Underground, um auf die verlorenen Jahre zurückzublicken.

Was für ein Verlust. Welche Jahre. Ich wage nicht, daran zu denken, was ich verpasst habe.

Mama ruft an, als ich im Lesesaal sitze. Ich gehe hinaus auf den Gang. Die Stimme am Telefon ist weich, wie bei einer Aufwärmübung, bei der man mit den weichen Vokalen anfängt. Na-na-na-na.

Hallo, kleine Elfe, wie geht's?

Na ja, ich weiß nicht. Kann mich nicht richtig konzentrieren. Glaube, ich lese seit einer Stunde immer wieder dieselben fünf Seiten.

Isst du genug?

Ich tu nichts anderes. Aber die meisten hier sind neunzehn Jahre alt und sitzen in Gruppen zusammen und essen. Als wäre das ganz normal. Neunzehn und mit anderen zusammen sein. Essen.

Du weißt doch gar nicht, wie es den anderen wirklich geht, sagt Mama.

Am nächsten Tag schwänze ich die Vorlesung und bleibe zu Hause. Sitze an Sigurds Klavier und mache den Mund auf, strecke die Zunge heraus, nicht, damit eine Pflegerin mir Medikamente drauflegt, sondern, um mich fürs Singen aufzuwärmen. Verbringe viel Zeit damit, Hals und Kiefer aufzuwärmen, fünf Minuten, zehn Minuten. Besser, ich warte noch ein bisschen. Und noch ein bisschen. Mache den Körper bereit. Am Ende mache ich den Mund auf und singe einen Ton, dann eine Tonleiter, klar und stark und elastisch. Ich lasse das Klavier los, bleibe eine Weile auf dem Hocker sitzen.

Danach gehe ich in den Laden ein paar Straßen weiter, nicht in den nächstgelegenen, sie sollen nicht sehen, dass ich das schon wieder bin. Kaufe eine Packung Vanilleeis und eine Tafel Milchschokolade. Habe Angst, jemand könnte mich aufhalten, ein Nachbar zum Beispiel, um ein paar Worte zu wechseln, während das Eis in der Einkaufstüte schmilzt. Oder Sigurd könnte plötzlich nach Hause kommen. Könnte mich sehen, erkennen, wer ich bin, *was* ich bin. Er hat das noch nie gesehen. Er hat die Beweise gesehen, natürlich.

Dass das Schlüsselbein nicht mehr zwischen meinen Schultern hervorragt, dass man nichts mehr darauf ablegen kann. Weiche Masse über den Hüftkämmen. Brüste. Er glaubt, dass ich so aussehe.

Ich stelle die Eispackung auf den Tisch, auf dem Weg vom Laden hierher ist das Eis an den Rändern aufgetaut. Esse es zuerst. Brauche nicht daran zu denken, was in welcher Reihenfolge im Magen liegen soll, wenn ich mich ja doch nicht erbrechen werde. Ich bin hinaus über Ätzschäden an den Zähnen, aufgedunsenes Gesicht, Wunden in der Speiseröhre. Bekomme das alles nicht länger, es hörte auf, als ich den Finger nicht mehr in den Hals steckte. Ich suche mir einen Löffel. Fühle mich ruhig und entspannt, während ich zulange, als ob ich nie wieder etwas zu essen bekommen würde. Und woher soll mein Körper auch wissen, dass es doch passieren wird? Wie kann er sich auf mich verlassen, nach Jahren des Wegwerfens, Ausspuckens und Kotzens, des Perforierens. Ich leere die Eispackung, lege sie wieder in die Tüte. Esse die Schokolade, nehme ein Stück für jedes Jahr, das ich hinter mir erbrochen habe, mehrere für alles, von dem ich vergessen habe, dass ich mich daran erinnere, und alles, von dem ich mich erinnere, dass ich es vergessen habe. Dann will ich ein Stück essen für die Jahre, die noch kommen, aber es ist nichts mehr da. Ich knülle das Schokoladenpapier zusammen, gehe durch den Keller auf den Hinterhof zur Mülltonne. Werfe mich selbst in den Restabfall. Sinke in mich zusammen.

TEIL II

Am Morgen vor dem ersten Tag auf dem Musikzweig der Gesamtschule stand ich vor dem Spiegel und schminkte mir dunkle Ringe unter die Augen. Egal wie wenig ich schlief, mein Gesicht war immer weiß und unberührt. Ich wünschte, Munch käme mit seinem Krankes-Kind-Pinsel dazu, während ich mit meinem eigenen am Werk war. Blauer Lidschatten gemischt mit Grau war die Anleitung, die ich im Netz gelesen hatte, vor allem Grau. Dann verrieb ich alles mit einem Schwamm, es musste so vorsichtig wie möglich passieren. Ich suchte nach etwas, das ich anziehen könnte. Wollte reine, gerade Linien, damit ich aussähe wie eine mit dickem Bleistift gemalte Strichzeichnung. Wollte in einer pentatonischen Tonleiter mit ausschließlich schwarzen Tasten leben. Entschied mich für ein großes schwarzes Hemd, Strumpfhose und einen sehr kurzen Minirock. Meine Beine waren lang und dünn wie Stöcke, sie schienen einfach immer weiterzugehen, als ob ich kein Geschlecht hätte.

Als ich nach unten kam und Mama mich sah, wurde ihr Gesicht fahl, alterte gewissermaßen auf der Stelle.

Willst du so gehen?

Wie meinst du das?

Es ist der erste Tag, und mit so viel Schwarz ... du siehst dünn und blass und krank aus, sagte sie.

Ihre Stimme war so schwach, man hätte sie für meine halten können. Ich war es doch, die dünn und blass und krank war!

Cecilie wartete auf dem Schulhof in preppy rosa Bluse und Rock auf mich. Sie sah meine Doc-Martens-Stiefel an, den schwarzen Minirock, das weite Hemd. Wir sahen aus wie zwei Mädchen in einem amerikanischen Highschoolfilm, die Beliebte und die Emo.

Während wir in der Turnhalle darauf warteten, dass unsere Namen aufgerufen wurden, verschwammen die Gesichter um mich herum, wie ein Film mit schlechter Auflösung. Auf dem Weg die Treppen hoch ins Klassenzimmer fühlte ich mich stark und schwach zugleich, mein Kopf zog meinen Körper hinauf, meine Beine drohten zu versagen, aber der Kick trieb mich weiter, und der Kick war, weitergetrieben zu werden.

Freaks, die auf die Waldorfschule gegangen waren und Tische umgeworfen hatten. Sexfixierte Blaskapellen-Nerds. Gitarrenjungs. Mädchen, die im Chor einer Kirchengemeinde sangen. Wir saßen im Kreis und reichten ein Rhythmus-Ei herum, sollten unsere Namen in der richtigen Reihenfolge sagen. Wenn ich noch dünnere Beine bekäme, vor allem wenn die Umgebung meiner Kniekehlen schmaler würde, würden sich alle an meinen Namen erinnern. Jds vrdmmt Ml. Prfkt.

Yusuf spielte Bass. Er hatte braune Augen und sah mich an. Lächelte. Ich fühlte mich warm, das Gefühl wanderte in meinem Körper nach unten. Und dabei hatte ich doch versucht, Herz und Körper wegzuhungern. Was taten Liebespaare? Pizza und Eis und Love Hearts essen. Ich schaute weg. Aus dem Fenster, wo Spätsommer war, schwitzte in meinem schwarzen Hemd und den Stiefeln.

Ich ging zusammen mit Cecilie zur Chorprobe, die Kirche war leer, hart und kalt. Wir stiegen die Treppe hoch, ich dachte an den Heiligen Abend, als ich zwölf und krank gewesen war, wir gingen zusammen mit dem Mädchenchor auf die Empore, wir waren ein einziger flatternder Chorumhang, ein Instrument, wir stellten uns auf und warteten.

Warten. Warten.

Auf Gott warten, auf das nächste Mal warten, wenn du wieder hundertfünfzig Kalorien essen kannst, auf die Erlösung warten, auf den Tod warten.

Darauf warten, dass die Zeit rückwärtsläuft, um zurück zu kriechen in den Mutterleib.

Es war früh in dem Herbst, in dem ich sechzehn wurde, als Philip vorschlug, ich könnte zu Hause in seiner Wohnung in Marienlyst Gesangsstunden nehmen. Keine der anderen Mädchen hatte privaten Gesangsunterricht bei ihm. Aber ich war schließlich die Besondere. Ich sah Kunstplakate an den Wänden, fragte, was das sei. Er sagte Widerberg, Chagall. Das sagte mir nichts. Es waren zu viele Farben. Wenn ich die Wahl gehabt hätte, wäre ich gern ein Schwarz-Weiß-Bild gewesen. Meine Haare sollten silbergrau sein und meine Augen schwarz, die Schatten an den Wangenknochen scharf, wie aus Marmor gehauen. Die Zeit sollte stillstehen, ich wäre eine Greisin und ein Kind, gleichzeitig.

Barock singen. Eine ganze Welt unter der Zunge unterbringen können. Das Brausende, Perlende, Klirrende. Die Stimme sich ausbreiten lassen, wie Unterrock unter Unterrock, Schicht um Schicht aus Tüll, den Gesang zu Boden kullern lassen wie Perlen, ihn davonhüpfen lassen. Er sagte, ich solle die Arme ausstrecken, mich öffnen. Die Brust dehnen. Platz um das Herz herum schaffen. Es sollte sich ausweiten, als wäre meine Stimme ein Schmetterling, der in einem Kokon heranwuchs.

Und dann, was dann? Würde der Kokon bersten?

In deiner Brust ist es ein bisschen eng, sagte Philip. Du musst mehr Platz machen.

Ich nickte. Für meinen Geschmack war da Platz genug. Groß genug für das hungrige Herz.

Ich lege die Hand auf deinen Bauch, sagte Philip.

Nein.

Ich hatte keinen Bauch.

Das alles hatte ich aufgegeben, als ich vierzehn war, ich hatte mich aufgegeben. Ohne Messer oder Rasierklingen, das war nicht nötig. Man braucht nur eine Menge Richtlinien im Leben zu ziehen, durch Leib, den Unterleib, Einschnitte, die sagen, nach vier Uhr nichts essen, vor zwölf Uhr nichts essen.

Meine Linien waren so echt wie eine Narbe. Aber unsichtbar, diskret, durchsichtig, eine Naht.

Philip stand hinter mir, legte die Hände auf mein Top.

Mein Mund war wie ausgedörrt.

Ausatmen, sagte er, spüren, dass der Bauch wächst.

Ich versuchte auszuatmen, aber ich wollte nicht, dass er es wachsen spürte, deshalb spannte ich ihn an. Mein Magen knurrte. Der Körper wird sehr laut, wenn man alles versucht, um ihn zum Schweigen zu bringen. Ein bisschen wie der Versuch, einen Säugling verhungern zu lassen.

Um der Stimme genug Raum zu geben, müssen wir ihr Platz geben, sagte Philip, und schließlich entspannte ich meinen Bauch ein wenig.

Philip legte eine Hand auf einen Punkt unter meinem BH.

Da ist das Diaphragma, sagte er und massierte den Punkt gleich unter meinem BH.

Ich hatte in der großen Pause einen Joghurt gegessen, jetzt wurde mir schlecht. Schlecht in Mund und Magen, mit einer unsichtbaren Linie über dem Unterleib, die anschwoll und brannte, während ich dort stand, obwohl ich aussah wie eine Strichzeichnung.

Er ließ mich los und setzte sich ans Klavier.

Du musst das Solo ein bisschen sinnlicher singen, sagte er. Als ob du Regen im Hals hättest.

Ich fragte mich, wie viel ich abnehmen müsste, um das nicht mehr zu spüren, den Abdruck der Gürtelschnalle an meinem Rückgrat.

Ich wog achtundvierzig Kilo. Ich wog achtundvierzig Kilo, weil ich ein unersättliches Bedürfnis nach Bouillon und Stangensellerie und Cottage Cheese hatte. Ich musste reduzieren. Cottage Cheese war Ja-Kost, aber zwei Dosen pro Tag verursachten Essstörungen. Ich musste auf eine reduzieren.

In der Ensemble-Gruppe in der Schule sollten wir Pop singen.

Du bist irgendwie in deiner eigenen Welt, sagte Yusuf, du musst dich auf uns andere ein*tunen*.

Er lächelte.

Ich stellte mir vor, wie er mich auf Hals und Brüste küsste, dass sie seinem Mund begegneten, ohne weggehungert zu sein. Wie ich in seinen Armen weicher wurde, Platz ausfüllte, alle Linien, die ich aufgezeichnet hatte, überschritt.

Ich schob mich aus seinem Blick, bis ich sicher und kalt und allein war.

Prima vista singen. Vom Blatt. Das dürfte nicht so schwierig sein. Aber wo andere Noten sahen, sah ich Löcher, und ich fiel hinein und vergaß, wo ich war.

Es ist nicht so wichtig, dass du vom Blatt singst, sagte Philip. Konzentrieren wir uns auf das Wichtigste. Deine Stimme. Die Musikalität.

Während ich sang und er spielte, ließ ich meine Stimme vibrieren wie einen Taubenflügel, ein angefahrener Vogel am Straßenrand, weiß und blutig.

Musik ist eigentlich nur Mathematik, sagte mein Lehrer in Musiktheorie, während ich mich mit dem Quintenzirkel abmühte. Und ich dachte an Mozarts Kompositionen als einen auditiven goldenen Schnitt, bei dem die Harmonie an die Gesetze des Universums gebunden ist, an die Zahlen, und sie transzendiert. Dachte an das *Requiem*, die Komposition für die Totenmesse, so vollkommen wie eine junge Leiche. Und an meine eigene Wanderung von Küchenwaage zu Badezimmerwaage zu Kalorienrechner zu Maßband. Mein Körper, meine eigene kleine Komposition, mein eigenes kleines Requiem.

Der Hohlraum einer Frau. Zwischen den Brüsten, eine tiefe Senke, wie bei einem Vogel. *Verkauft man nicht zwei Sperlinge für einen Groschen? Dennoch fällt keiner von ihnen auf die Erde ohne euren Vater.* Wenn du dich traust, schau zwischen die Hüftknochen, wie viel Nichts dort Platz hat, unendlich viel. Der Raum zwischen den Oberschenkeln, man kann in den Äther hineinsehen oder daraus heraus. Ein Körper voller Parenthesen. Kleine Hohlräume, Räume, in die du dich hineinträumen, in die du dich flüchten kannst – wo bist du, du, die sich in mir verstecken will.

Wir probten Bachs *Weihnachtsoratorium*. Ich sah zu, wie Philip dirigierte, seine Hände zu Beginn vorsichtig, als ob er eine Frau umwarb, ihr über die Haare strich, dann wurden die Bewegungen härter, er riss ihr an den Haaren, schlug sie zu Boden. Er schlug, und das Crescendo kam, ich sang gestützt bis in den Unterleib, spannte mich an, kniff den Hintern zusammen, um mehr Kraft zu bekommen.

Als ich das nächste Mal bei Philip zu Hause Unterricht hatte, unterbrach er, nachdem er das Solo, das er mir gegeben hatte, durchgespielt hatte.

Du bist ganz besonders, sagte er, weißt du das?

Weiß schon. Aber nicht, was es bedeutet, antwortete ich.

Er lächelte.

Bist du *nervös* vor dem Konzert morgen?

Ich zuckte mit den Schultern. Nervös klang nach kleinem Mädchen.

Es wird schon gut gehen, sagte er. Du hast eine ganz besondere Stimme und Ausstrahlung. Versuch, wieder Kontakt zu deinem Zwerchfell aufzunehmen.

Er stand auf. Ich spürte erneut seine Gürtelschnalle im Rücken, sie bohrte sich in mein hervorstehendes Rückgrat. Er ließ seine Hand vom Zwerchfell unter meinen BH wandern, den ich eigentlich nicht brauchte, weil ich keine Brüste mehr hatte, ich war ein A-Körbchen geworden, er streichelte meine flache Brust, und plötzlich drehte er mich um, legte die Lippen an meine Wange. Und dann, während ich die Spuren der Feuchtigkeit in meinem Gesicht spüren konnte, stahl sich sein Mund zu meinem. Es kam mir inzestuös vor, wie ein Familienmitglied zu küssen.

Du bist so schön, sagte er. Aber du bist verspannt. Das Konzert wird gut gehen. Willst du ein Glas Wein?

Wollen war ein Wort, das in meinem Vokabular nicht vorkam. *Wollte* ich etwas zu trinken? Essen? Hatte ich Hunger? Wollte ich ihn so dicht bei mir haben? Unmöglich zu sagen.

Ich saß auf dem Sofa und sah die Kunst an der Wand an. Ein puppenhaftes Mädchen oben ohne klammerte sich an etwas, das aussah wie ein Zirkuspony. Ich hätte auch im Zirkus sein können. Ich und meine Verschwindenummern. Wie ich es mit dem Jahrgangswein machte, den er servierte, zu spüren, wie der Wein aus dem Glas und die Materie aus meinem Körper verschwand, er war nicht da, ich löste mich einfach auf.

Du zitterst, sagte er. Warte mal kurz, dann hole ich mehr Wein.

Er kam mit der Weinflasche zurück. Die eine Hand war halb geschlossen, als er sie öffnete, sah ich, dass er zwei Pillen in der Hand hielt.

Du wirkst so gestresst vor dem Auftritt morgen, sagte er. Du kannst jetzt eine nehmen, um zu sehen, wie sie wirkt, dann nimmst du morgen vor dem Konzert die andere, wenn du meinst, dass es funktioniert.

Ich schluckte die eine, fing an, mich ruhiger zu fühlen.

Meine Füße lagen auf seinem Schoß, er massierte sie, und sie wurden warm, genau wie der Rest von mir, ich wurde ganz weich. Ich konnte sehen, wie mein Fuß auf seinen Schritt zeigte, ich sah die Adern an meinem Spann, den noch immer roten Nagellack vom Sommer an den Zehen, den groben Hosenstoff und die Beule unter dem Stoff.

Seine Hände glitten an meinen Beinen hoch, über Jeans und Hüften, und ich versuchte, nicht an meine Hüftknochen zu denken, die zu scharf oder zu weich waren, sondern nur an seine Hände, denen das egal war.

Du bist so *rein*, sagte Philip, als er mich auszog. So unberührt.

Ich spürte seine Hände auf meinen Kinderbrüsten. Mochte seine Blicke auf meinem Oberkörper und meinen Rippen nicht. Ausgestellte Krankheit. Er fing an, meine Brustwarzen und meinen Bauch zu küssen. Ich dachte daran, wie er mich angesehen hatte, wenn ich als Kind auf Festen sang. Als ob er es schon damals gewusst hätte.

Als er meinen Reißverschluss aufzog, glaubte ich, dass ich meine Tage bekommen hatte, nach einem Jahr, in dem sie fast nie kamen, ich stand auf und bat um Entschuldigung, ging ins Badezimmer. Es waren nicht meine Tage. Meine Unterhose war von einer blanken Flüssigkeit durchzogen.

Ich hatte gedacht, es würde wehtun, als er in mich eindrang. Dass etwas reißen würde. Aber die Haut zwischen mir und der Welt war nicht da, war vielleicht niemals da gewesen.

Am Heiligen Abend wollte Mama mir die Tracht anziehen, die ich schon mit dreizehn getragen hatte. Sie saß so locker, dass sie mir fast vom Leib rutschte. Mama hatte etwas im Blick, das an Abscheu erinnerte. Ich blieb besonders lange vor ihr stehen, nahm die Anerkennung auf, die in dem Abscheu lag.

Jetzt brauchst du Hilfe, sagte sie.

Wobei denn Hilfe?

Du bist so dünn, ich habe Angst, dass du einfach ... *verebbst*. Dass ich dich morgen mit dem Weihnachtsstrumpf wecken will und dass du nicht mehr da bist.

Ich zog ein schwarzes Kleid an, ging nach unten zum Weihnachtsessen. Mama hatte die Silberengel auf der weißen Tischdecke arrangiert. Ich war Veganerin geworden, nur um keine Schweinerippe essen zu müssen, ich durfte mein Essen selbst zubereiten, ganz ohne Fett. Ich stocherte mit der Gabel darin herum, spuckte in die Serviette, wenn sie es nicht sahen. Ein Silberengel blieb an der Serviette hängen, fiel auf den Boden, ich konnte ihn nirgendwo finden.

Opa starb kurz nach Weihnachten an Leberkrebs. Ich sang bei der Beerdigung. Oma drückte mich so fest an sich, dass sie sich fast schnitt.

Es folgten einige Wochen, in denen sie grau vor Trauer und Schlaflosigkeit war. Danach kam die Farbe in ihre Wangen zurück. Sie fing wieder an, sich zu schminken, besuchte Konzerte und Cafés. »Ich hatte ja immer Angst davor, dass er sterben könnte«, sagte sie. Jetzt brauche ich keine Angst mehr zu haben.

Ich sang mein Solo bei den Proben, der Klang war tief, wie ein Fall, der nie ein Ende nimmt. Hungrig und stoned. Wie ein Gebet aus Tönen. Ich betete nie mit geschlossenem Mund, flüsterte nie *dein Wille geschehe*. Ich sang nur. Nicht ich war es, die sang, bis zu einem gewissen Grad war es, als würde ich gesungen. Der Gesang gehörte nicht mir, war etwas, das ich bekommen hatte, etwas, das mein Körper *tat*, etwas, das einfach passierte. Es war im Rausch um mich herum, als ich ein Kind war, es war im Blick der anderen in der Schule, ehe ich aus der Rolle der Perfekten fiel, es war in Philips Blick, wenn ich sang. Als ob ich mehr wäre, und deshalb - auf einer anderen Ebene - *weniger* als ein Mensch.

Ich wusste nicht, wann ich müde und wann ich hungrig war, wann ich hungrig sein müsste und wann ich müde sein müsste, wen ich mochte und wen ich nicht mochte, was ich mochte und was ich nicht mochte. Ich war Marie-Antoinette - enthauptet, keine Verbindung zwischen Kopf und dem majestätischen Leib. Aber ich wusste, was Philip wollte. Ich kannte seinen Körper besser als meinen eigenen. Den Brustkasten mit den grauen Haaren. Den Nabel zu küssen und die Zunge dem Streifen aus Haaren folgen zu lassen. Der runzlige Sack - auch dort waren die Haare grau. Den Sack in den Mund zu nehmen. Mit der Zunge aus Philips Mund Geräusche hervorzulocken. Ihn so tief in mich zu pressen, dass seine Schamhaare meine

Nase kitzelten, vor mir der Bauch mit der winzigen Fettschicht. Schluckbewegungen zu machen. Sex war Technik, alles war Technik. Ich war ein Gynoide, kein Fleisch.

Mit dir zu schlafen ist so *weiß*, sagte Philip eines Abends, als wir Wein getrunken hatten. Ich war so weiß und hart wie Papier, so dünn, dass ich knisterte – ich erinnere ihn an Banknoten, an Geld, sagte er. Er erzählte von einem Traum: Er betrat einen Raum voller Blondinen wie mir, alle jung, *zu* jung, so hell, dass wir fast Albinos waren, und wir sollten aufeinander liegen, die spitzen Brüste sollten aussehen wie Alpengipfel. Dann sollten wir einander küssen, sollten uns gegenseitig die glatten oder blonden Mösen lecken, dann tauschten wir Zungenküsse über seinem Schwanz, und er fragte sich, ob er gestorben und ins Paradies hinaufgefahren sei. Ich erzählte, ich hätte auch selbst von einer Frau geträumt. Einer großen Frau, sagte ich, eine, neben die ich mich lege und in der ich einfach versinke, ich versinke in ihrem Fleisch und lasse mich davon festhalten. Und dann?, fragte Philip. Dann liegen wir einfach da, sagte ich. Es ist nicht sexuell. Es ist nur warm, ich schmelze.

Er sah mich an. Für einen Moment war es fast, als ob wir einander gestreift hätten.

Du siehst aus wie ein Model, sagte Yusuf in der Schule. Hast du so was schon mal gemacht?

Er hatte nichts kapiert. Fall nicht auf das Mädchen herein, das aussieht wie ein Model. Sie hat in ihrem kleinen Körper keinen Platz für dich. Ich gehörte Philip. Aus keinem anderen Grund, als dass ich einen Besitzer brauchte, jemanden, der mich glauben ließ, ich sei noch immer ein preisgekrönter Ausstellungshund. Ich brauchte einen, der mich nur ein oder zweimal die Woche hatte, der nicht mit mir essen ging. Der begriff, dass Pillen besser für mich waren als Pizza, dass Soloauftritte und Schwanzlutschen zusammengehörten.

Er fragte, ob wir in der großen Pause irgendwo essen gehen wollten.

Ich esse nicht zu Mittag, sagte ich. Das ist so ... bürgerlich.

Ich weiß nicht, warum ich gerade das sagte.

Dann einen Kaffee?, fragte er. Oder noch besser, wir suchen eine Kneipe, die auf Ausweise scheißt, machen blau und trinken ein Bier?

Ich sah ihn an, seine warmen braunen Augen, etwas breitete sich in mir aus, in meinem Körper, *Wärme*, als wäre ich kaltes Metall.

Es war nicht in seinem Bett, wo das zwischen mir und Philip passierte – was immer es auch war. Oder in meinem Bett, wo ich lag und Bachs Orgelkonzerte hörte und Fitness-Blogs darüber las, wie viele Gramm Cottage Cheese man nach einer Joggingrunde zu sich nehmen durfte. Sondern im Zwischenraum von dem und allem anderen. Ich ging überall zu Fuß hin. Zur Schule, obwohl sie am anderen Ende der Stadt lag. Ich lief nachts, wenn ich nicht schlafen konnte, durch die Gegend. Aber zu Philip musste ich die Straßenbahn nehmen, nur um die fünf Haltestellen *transportiert* zu werden, die Straßenbahnlinien waren die Adern in meinem Körper, sie sorgten dafür, dass alles in die Richtung floss, in die es fließen sollte.

Jedes Mal, wenn ich mich Marienlyst näherte, nahm ich eine Vival, die ich von ihm bekommen hatte, überprüfte meine Schminke, spürte die Erschöpfung von meinen Füßen bis hinauf ins Rückgrat. Begriff nicht, warum ich so erschöpft war, hatte wohl zu wenig gegessen, vielleicht könnte ich morgen noch weniger essen. Er leckte mich, und ich presste seinen Kopf nach unten, während ich mich in Krämpfen wand. Dennoch kam es mir vor, als ob er mir etwas weg*nähme*, ein Egel wäre, der mich aussaugte, seine Haut geschmeidig und jünger machte, während ich alterte, bis in die Haarwurzeln hinein austrocknete.

Als ich auf dem Heimweg in der Straßenbahn saß, versuchte ich nur daran zu denken, dass ich mein Haargummi vergessen hatte.

Ich saß am Klavier, spielte ein Stück von Bach, das mir aufgegeben worden war, und während ich spielte, merkte ich, dass Mama hinter mir stand. Ich spielte das Stück fertig und drehte mich um, sie stand da mit Tränen in den Augen. Ich begriff nicht, warum sie gerührt war, ich war keine große Pianistin.

Dein Rückgrat, unter dem Pullover, sagte Mama. Die Wirbel stehen hervor wie eine Perlenkette.

Ich setzte mich gerade hin, dachte, ich wäre das Mädchen mit Perlen an den Ohren und an Hals und Rücken.

Die Noten torkelten wie benommen vor meinen Augen, sanken und hoben sich auf den Linien, und ich hielt inne. Blieb einfach sitzen und schlug immer wieder denselben Ton an, wie ein Kind auf dem Xylophon. Wieder und wieder. Repetieren, repetieren, repetieren.

Eins. Zwei. Drei. Vier. Fünf.

Fünfundvierzig. Fünfundvierzig. Fünfundvierzig.

Tick. Tack. Tick. Tack.

Der Zeiger an der Uhr. Die Nadel an der Waage.

Das Bett. Der Kühlschrank. Das Maßband. Das Bett. Der Kühlschrank. Das Maßband.

Elise?, fragte Mama. Was machst du da eigentlich?

Ich drehte mich um, sah sie doppelt, eine Gestalt neben ihrem Körper, die diesen gewissermaßen gerade verließ.

Ich weiß nicht, sagte ich.

Ich hörte Messiaens *Le Reveil des Oiseaux*. Du kannst die Vögel trippeln hören. Zwitschern. Flattern. Die Hände der Pianistin bewegen sich über die Tasten wie Vogelfüße. Tripp, tripp. Vorsichtig. Oder schwer, schwarze Vögel durch die Wolkendecke. Flügelschläge. Mitten im Himmel sein, keine Bezugspunkte, nur Luft.

Ich werde es sagen, wie es ist. Hungern, wenn du dafür begabt bist, ist herrlich. Alles wirbelt und leuchtet, wie ein Karussell. Die Farben sind scharf, die Knochen sind scharf. Ich kannibalisierte mich selbst. Ich nagte an den Knochen, aß vom Gehirn, vom Herzen. Wenn ich ein Bild von Anorexie hätte malen sollen: Ein Mädchen mit wildem Blick steht vor dem Kühlschrank und nagt an ihrem eigenen Arm.

Ich ging in der großen Pause zum Übungsraum im Keller, dort konnte ich üben und niemand merkte, dass ich nichts aß. Ich schwankte, beim Singen musste ich mich aufs Klavier stützen. Malte mir auf der Behindertentoilette neue schwarze Ringe unter die Augen, wenn ich geweint hatte. Sank in mich zusammen, lag auf zertretenem Klopapier, schön, einfach so dazuliegen, wunderbar, zu ruhen.

Während der Stunden arbeitete mein Kopf langsamer und langsamer, und in Musiktheorie las ich den Begriff *calandao* wieder und wieder und wieder. Schrittweise abnehmend, in Stärke und Tempo. *Staccato*. Abgehackt, stoßweise. Das Repetitionszeichen war ein Schlussstrich mit zwei Punkten. Die Zeichen wurden vor meinen Augen zu mageren Strichmännchen. Lehnte den Kopf in die Hände. Sank dem Tisch entgegen. Für ewig ausruhen, einige Sekunden lang.

Decrescendo.

Rhythmus ist eigentlich schon in uns, wenn wir kleine Kinder sind, sagte Sofie, die Klavierlehrerin. Im Puls. Im Atem. Im Herzschlag unserer Mutter, wenn wir gestillt werden. Ich möchte wissen – wie ist jetzt gerade dein Rhythmus in dir? Ich finde, du wirkst ein bisschen hektisch. Und du atmest so kurz, das merke ich, wenn du singst. Gibt es irgendetwas, das dir zu schaffen macht?

Nein, sagte ich, nichts Besonderes.

Dann nicht.

Nicht.

Der Rhythmus war überall: in meinen Staccato-Schritten, in der Kühlschranktür, wenn ich sie öffnete und schloss und öffnete und schloss und öffnete. Man konnte nicht sagen, dass ich den Beat verloren hätte, dass ich stolperte, zwischen schwer und leicht, weich und hart.

Quattro pezzi su una nota sola. Vier Stücke über eine Note. Ich hatte gehört, der italienische Komponist Giacinto Scelsi habe einen Nervenzusammenbruch erlitten. Er sei einfach am Klavier sitzen geblieben und habe denselben Ton wieder und wieder gespielt. Am Ende sei daraus eine Komposition geworden.

Als ich einmal auf dem Weg zum Einkaufen war, sah ich die Frau mit der Pepsi Max und dem Pelzmantel. Sie stand ganz still da. Mitten auf der Fahrbahn. Ich rief nach ihr, aber sie drehte sich nicht um.

Autos bremsten abrupt ab. Ein Typ rannte auf die Straße und zog sie auf den Bürgersteig.

Die Treppe hoch zur Mathestunde wurde mit jeder Stufe schwerer. Ich begriff nicht, was ich mit Mathe sollte: Ich wusste alles über BMI, Kalorien, Kilo, Gramm. Oben, im ersten Stock, öffnete ich eine Tür, schaute mich um und fragte: Ist das hier der Matheraum?

Die anderen lachten. Wir hatten den Raum seit einem halben Jahr.

Eines Abends verirrte ich mich in Oslo, in Grünerløkka vielleicht oder Majorstua, Frogner, war ein bisschen unsicher, unsicher, wohin ich gerade unterwegs war, und ich fragte mich, ob ich in einen Film geraten wäre, denn plötzlich war alles unscharf geworden. Die Gesichter der Leute, die vorübergingen, verschwammen. Ich sah auf meinen Schatten, der plötzlich abhob, kleiner und kleiner wurde, bis ich ihn nicht mehr sehen konnte.

Warum tut es im Körper so weh, keinen Körper zu haben? Warum ist der Atem schwer, wenn ich bloß eine Treppe hochgehe, wo ich doch am liebsten fliegen möchte. Warum die Verstopfung, wenn ich doch nur das Essen loswerden will, das ich gar nicht verzehrt habe. Warum die Bauchschmerzen, wenn ich doch nur hundert Gramm Cottage Cheese gegessen habe, weil ich keinen Bauch haben will.

In gewisser Hinsicht wünschte ich, irgendwer verstünde das Königreich, aber andererseits war es doch der Sinn der Sache, dass niemand dort Zutritt hatte.

Später, mit zwanzig, las ich Simone Weil, über die umgekehrte Schwerkraft. Abwärts steigen, aufwärts fallen. Ich dachte zurück an das verwirrte kleine dünne Mädchen, das nur Kilo, Gramm und Zentimeter im Kopf hatte. Ich glaube, ich dachte damals – und ich weiß nicht, ob ich da richtiglag oder ob es pure Idiotie war –, dass es etwas Religiöses oder Mystisches hatte, dem Essen zu widersagen. Ich erinnere mich jedenfalls, als ich vor der Chorprobe in der leeren Kirche kniete, war der Fall zu Boden wirklich ein Aufsteigen. Als ob die hervorstehenden Kniescheiben, die hart auf dem Steinboden lagen und mir in meine Knochen bohrten und es brennen ließen, dermaßen physisch würden, dass sich die Materie auflöste. Im Gebet, während ich nach unten schaute und mein Kopf schwer vor Leere war, sank ich langsam hinauf.

Hallo, willst du am Freitag bei mir das Solo durchgehen?, schrieb Philip am Montagmorgen in einer SMS. Natürlich wollte ich bei ihm das Solo durchgehen. Am Montag aß ich vierhundert Kalorien. Am Dienstag dreihundert. Am Mittwoch zweihundert. Am Donnerstag hundert. Am Freitag nichts. Ich zog ein Top mit einem tiefen Ausschnitt an, es war sexy, man konnte das Karomuster der Knochen zwischen den Brüsten sehen, die ich nicht hatte. Ich stieg seine Treppe hoch, und plötzlich musste ich mich setzen, mitten im Treppenhaus, mir war so schwindlig, ein Krankenwagen musste kommen, mich wegholen, fort von hier.

Alles in Ordnung, rief Philip einen Stock höher.

Ja, sagte ich und stand auf, taumelte ins Wohnzimmer, er goss mir ein Glas Wein ein, ich nahm die Flasche, die auf dem Tisch stand, und trank direkt daraus. Einen Schluck nach dem anderen nach dem anderen nach dem anderen.

Was machst du denn da?, fragte er.

Fühl mich nicht ganz wohl, sagte ich und ließ mich aufs Sofa sinken, Hunger und Alkohol sorgten dafür, dass sich das Sofa drehte. Ich lag einfach da und hatte Bauchschmerzen. Als er meinen Rock hochstreifte und mir die Strumpfhose auszog, kniff ich die Augen zusammen wie ein trotziges Kind, und als er erfolglos versuchte, in mich einzudringen, tat er mir fast leid, ich war trocken wie Sandpapier. Dann spürte ich das Kratzen zwischen den Beinen, dann war der Schmerz im Bauch wieder da, ich war so verdammt hungrig, so unvorstellbar hungrig, musste essen, scheißegal, was. ESSEN ESSEN

ESSEN JETZT SOFORT ICH SCHAFF DAS NICHT HALT DAS NICHT LÄNGER AUS GENUG BITTE, es tat viel schlimmer weh, als mein Körper es ertragen konnte, deshalb schaltete ich mich ab, und alles war gut. Ich hatte mich geweigert, seit ich vierzehn war, geweigert mit dem Mund, aber zu ihm konnte ich nicht Nein sagen, kein einziges Mal, aber das spielte keine Rolle. Ich hatte mich selbst aus meinem Körper hinausgehungert, oder der Körper sich aus mir.

In der Schule am nächsten Tag war ich das Gegenteil von dem, was ich sonst war, mein Kopf war leicht, ganz still, aber mein Körper war schwer. Hatte wach gelegen, mein Magen hatte geschrien, und ich hatte ihn amputieren wollen, hatte ihn nicht mehr hören, nicht mehr sehen wollen. Ich nahm drei von Philips Vival und konnte trotzdem nicht schlafen. Nicht-Ich stand auf, fand eine ganze Tüte Rosinenbrötchen. So wurde ich zur Bulimikerin degradiert.

Nicht-Ich stopfte die ganze Tüte in mich hinein. Ich war so voll von Mehl und Hefe, ich fing an, *aufzugehen.* Wuchs von innen her, wurde fluffig und teigig. Ich lief ins Badezimmer, *deep throatete* mich selbst mit dem Finger, zog ab, und alles verschwand, es war nicht passiert.

Wenn ich nur einige Tage unter sechzehn gewesen wäre, als alles wirklich anfing. Wenn ich es nur geschafft hätte, Nein zu sagen, wenn er nur Gewalt angewendet hätte.

Am nächsten Tag verließ ich die Schule in der großen Pause. Ging geradewegs in die Brugate. Die Leute dort vegetierten vor sich hin wie Skelettpflanzen, verwelkte Hände, in die verwelkte Fünfhunderter gedrückt wurden ... Vorsichtig näherte ich mich einem Typen mit einer großen Tasche.

Brauchst du was?, fragte er.

Ja, sagte ich, ich brauche wirklich was.

Du bist doch noch ein Kind, sagte er. Aber ich sehe ja, dass du krank bist. Bist du auf Minus?

Äh, nein, sagte ich, bin, bin ...

Ich hatte keine Ahnung, wovon er da redete.

Drückst du schon? Du bist so verdammt jung.

Ich brauche Pillen, sagte ich. Ich brauche etwas, das mich runterholt. Und etwas, das mich hochbringt.

Ich musste laufen, um mit seinen Rollschuhen Schritt zu halten. Ich könnte Junkie werden, dachte ich, hinter dem Stoff herrennen und weg vor der Polizei, ununterbrochen Kalorien verbrennen und nichts als Pillen und Pulver essen. Er war dünn, er war dünner als ich.

Wir blieben vor einem Hinterhof in Grünerløkka stehen, klingelten, ein Typ mit einem Hund und einer Flasche Wodka kam heraus. Die Flasche sah riesengroß in seinen Händen aus, weil er so mager war. Wenn der Körper kleiner wurde, wurde der Rausch offenbar größer.

Hier stimmt was nicht, sagt er, das seh ich dir an. Läufst du vor irgendwas weg? Einer Institution, einem Kerl?

Irgendwie schon, sagte ich.

Wir setzten uns auf eine Bank auf einem Spielplatz. Der Typ mit dem Wodka zog eine Tüte aus der Flasche.

Willst du Pepper oder was? Während wir auf die Hypos warten?

Äh, ja, sagte ich. Ich sah seine Zipptüte mit dem weißen Pulver an, von dem er sagte, es sei Amphetamin. Ich nickte.

Frierst du, fragte er, schau her. Er zog seine rote Trainingsjacke aus und warf sie mir über die Schultern.

Das Pulver war weich und weiß, ich zog es in die Nase, es war scharf, und es brannte. Es war, wie ein Tachometer ins Herz zu bekommen, es ging hoch auf zweihundert, dreihundert, Herz und Zunge rannten mit sich selbst um die Wette. Jetzt begriff ich, dass es etwas gab, das mir an der Welt immer missfallen hatte, sie war so langsam. Als ob sie sich durch nassen Zement bewegte.

Ich konnte fast spüren, wie mein Körper schärfer wurde, ausgeprägter, während sich das Pulver in meinem Blut und meinem Gehirn auflöste. Wenn ich nur so wenig essen könnte, dass nicht nur meine Brüste schrumpften, sondern auch mein Herz, dass am Ende nur noch Rippen da wären – und dann aufhören, als wäre ich eine leere Hülse.

Ich lief, lief, lief. Ich hatte Seitenstiche und Blasen an den Füßen, der Asphalt knallte gegen meine Füße, es kniff, mein Mund schmeckte sauer nach Erbrochenem und süß nach Blut, ich schwebte wie eine Feder.

Wie schön. Es juckte in der Nase und nicht zwischen den Beinen.

Brennen und Blut. Dass die Gewalt etwas ist, zu dem du stehst und für das du bezahlst, selbst.

Dass ich so klein sein und zugleich so viel Platz einnehmen konnte!

Mama weinte. Schrie. Wie konnte ich *so eine* sein. Wie konnte ich *Narkotika* benutzen. Hatte ich das früher schon gemacht? Hatte mir jemand etwas gegeben? Was dachte ich mir dabei! Wusste ich nicht, dass man davon sterben konnte?

Ich wusste viel.

Puls hoch, Gewicht runter. Große Pupillen, kleiner Körper. Flügel auf dem Rücken, von den scharfen Schulterblättern, die durchsichtig und weiß waren, ein Flechtwerk aus Pulverkörnern, wie Schneekristalle.

I want to walk in the snow / And not leave a footprint / I want to walk in the snow / And not soil its purity. Wie bei den Manic Street Preachers *4st 7lb.*, 28 Kilo. Ein Körpergewicht, das du nicht überleben könntest.

Als wäre man bereits im Himmel.

Du, sagte Mama. Ich weiß, was los ist. Es gab keinen Stoff in dem Dorf, in dem ich aufgewachsen bin, aber es wurde viel getrunken. Schwarzgebrannter. Einige haben gesnifft. Und es sind Dinge passiert. Vergewaltigung ist wohl ein zu starkes Wort, aber ...

Ich verstehe, was du meinst, sagte ich.

Plötzlich riss sie die Augen auf, nahm meine Hand.

Ist etwas passiert, Elise? Ist es deshalb ...

Ich blickte zu ihr auf.

Nein, sagte ich. Ist es nicht.

Sehr hübsch zu sein kann zur Last werden, Elise, sagte Mama. Ich bin fast froh, dass es bei mir so früh vorbei war. Und als ich eine wunderschöne Tochter bekommen habe ... Da dachte ich, du solltest auf jeden Fall die guten Dinge daran genießen.

Es hat viele gute Dinge gegeben, sagte ich.

Ja, aber ... was ist jetzt passiert? Was habe ich falsch gemacht?

Vielleicht hatte ich einen zu guten Einstieg ins Leben, sagte ich. Und werde deshalb nicht mit dem fertig, was danach kommt.

Sie wollten, dass ich eine Urinprobenvereinbarung traf, eine Zusammenarbeit zwischen Polizei, Hausarzt und meinen Eltern. Und mir natürlich. Das war ganz freiwillig. Ich war motiviert. Ich hatte mit Cecilie gesprochen.

Das ist nur ein Gefallen, sagte ich. Ich helfe dir dann bei anderer Gelegenheit.

Wie oft soll ich das machen?, fragte sie, als sie mir auf dem Mädchenklo in der Schule das Marmeladenglas mit dem Urin gab.

Vier Monate lang einmal pro Woche, sagte ich.

Ich brauchte es, um mich höher zu fühlen als mein sonstiges Selbst. Über das kleine Mädchen mit den Ballettschuhen zu stolpern. Die Spuren meiner Schuhspitzen auf ihrer Haut. Zu sniffen, hart und rasch, bis Kopf und Erinnerungen ausgeätzt wurden. Gab es etwas, das ich mehr liebte als Pillen? Pillen und Alkohol. Pillen und Alkohol und Speed. Gab es etwas, das ich noch mehr lieben könnte? Gab es *das*. Gab es. Gab es.

Ich zog Cecilies Urin in eine Spritze und steckte sie in meine Hose. Ich saß im Sprechzimmer und hatte das Gefühl, die Lösung gefunden zu haben: Ich konnte einwerfen, so viel ich wollte, Cecilie konnte für mich pinkeln. Während ich wartete, spürte ich etwas Feuchtes an der Innenseite meiner Oberschenkel. Nein, dachte ich, nicht das. Der Uringeruch war schwach, aber deutlich. Ich schaute hinunter auf meine Hose, an der sich am rechten Oberschenkel ein nasser Streifen gebildet hatte. Kann ich nicht bald an die Reihe kommen, dachte ich, kann sich die Sprechstundenhilfe nicht ein bisschen beeilen? Endlich kam sie, meine Hose war nass. Ich ging auf die Toilette. Die Sprechstundenhilfe stand in der offenen Tür und schaute in die Luft, ich leerte das, was noch in der Spritze war, in die Tasse. Nicht einmal der Boden war bedeckt. Ich gab die Tasse der Sprechstundenhilfe, sie sah mich und meine Hose an. Sie schüttelte den Kopf.

Ich glaube, wir machen noch einen Versuch, sagte sie.

Ich nickte und füllte die Tasse mit Spuren von Amphetamin und Benzodiazepinen.

Es dauerte zwei Tage, dann wussten es alle. Ich war ein Narkohuhn. Natürlich – ich war in meiner eigenen stoned Welt, ich irrte nur umher. Erkannte den Matheraum nicht wieder. Schwänzte die ganze Zeit. Der Nebel, in dem ich mich nicht orientieren konnte, war Purple Haze. Für alle fügte sich das Bild zusammen. Die seltsame Kleine in den schwarzen Klamotten war nicht müde, war nicht verwirrt, war nicht verletzlich. Sie wurde einfach durch Chemikalien so gemacht.

Yusuf ging in der großen Pause an mir vorbei, er blieb nicht stehen und lächelte, so wie sonst. Wärmte mich nicht mehr mit seinen braunen Augen. Aber das machte nichts, ich hatte einen langen und warmen schwarzen Wollpullover, um meine Hüften zu verbergen. Ob ich versuchte zu verbergen, dass sie zu breit waren oder zu schmal, wusste ich nicht.

Die Psychologin in der Kinder- und Jugendpsychiatrie fragte, ob ich meinen Körper verachtete. Oder genauer gesagt, sie fragte nicht. Sie stellte es fest. Also sagte ich nur Ja. Aber was in aller Welt hätte ich daran verachten sollen? Den betonten Balletttänzerinnenrücken, kurz vor dem Wachsen der Schwanenflügel? Oder das Zierliche und Mädchenhafte – nein, ich muss sagen, Kleinmädchenhafte – das Kleine und Leichte und sozusagen Lolita-Lustvolle, dass ich nicht ging, sondern trippelte, la-la-la. Oder war es das rockstarähnliche Modelhafte, die Heftigkeit des hungrigen Blicks, dass die Kleider lässig an mir hinabhingen wie an einem Kleiderbügel. War es die Tatsache, dass ich einen normalen Gürtel als Hüftgürtel nehmen konnte? War es, dass der Körper, den sie zu ergründen versuchte, kein pathologischer Fall war, sondern etwas so Vollkommenes, dass es eine Psychologin nicht verstehen konnte, das Außergewöhnliche nicht würdigen konnte, das, was für die Fantasielosen immer die Grenze zur Krankheit überschreitet. Ich war vielleicht nicht klein genug, um in ihre Schablonen zu passen, aber klein genug für die Hand von wem auch immer.

Natürlich ging ich nicht zur Therapie, um gesund zu werden. Wer tut das schon. Ich ging, um zwischen vier Wänden zu sitzen und mein Drama ablaufen zu lassen. Weil alles, sogar, wenn ich die Hand nach einem Glas Wasser ausstreckte, als interessant und bedeutungsvoll gewertet wurde: Zitterte meine Hand? Waren meine Finger vom provozierten Erbrechen wund? Ich ging hin, um die besorgten Blicke zu sehen, wenn ich auf der Waage stand. Ich ging, um zu sagen, ja, es ist schwierig, etwas so Besonderes zu sein, so tüchtig, so schön. Ja, anstrengend, Haare wie ein Scheinwerfer zu haben. Ja, Männer haben sich immer schon zu sehr für mich interessiert. Ja, sieh mich an, du auch. Schreib mehr auf deinen Bogen, schreib mehr, schreib immer mehr.

Als ob die Risse, die sich hinter meinen Augenlidern auftaten, wenn ich abends die Augen schloss, von den Blicken der anderen stammten.

Ich hatte die Lösung gefunden, die ich brauchte. Ich brauchte Energie in der Stimme, Energie durch die Unterstützung. Die Bulimie sorgte dafür, dass ich nicht weiter verschwand, und meine Stimme hatte noch immer Kraft, ein heller, lyrischer Sopran, der auch umfangreichere Lagen singen konnte. Ich erbrach mich nicht zu oft, die Pillen hielten das Essen einigermaßen in Schach. Meine Stimme war klar und rein, die Töne waren unberührt vom Drama in meinem Körper.

Anfangs, als ich clean wurde, war es ein bisschen, wie die Welt zum ersten Mal zu sehen. Ein Kind zu sein und mich Dinge zu fragen wie *Was ist Geld?*, wenn es nicht in Pulver übersetzt wurde, und *was ist ein Freund?*, wenn es keiner war, der dir für einen Hunderter eine Überdosis setzen wollte. Jetzt ist es, wie fünfzehn zu sein, als ob die Proportionen auf dem Schulhof - oder in der Wohnung, in der ich irgendwie mit Sigurd zusammenwohne - nicht mit meinen eigenen übereinstimmen. Als ob es zu offen ist, zu eng. *Auf den richtigen Platz fallen.* Ich habe das Gefühl, dass es nicht möglich ist, auf andere Weise zu fallen als durch die Maschen eines Sicherheitsnetzes.

Ich habe Sigurd über Tinder kennengelernt. Ich hatte keine Ahnung, wo ich sonst Leute kennenlernen sollte, ich ging nicht mehr in Kneipen, ich hatte keine Freunde mehr. Das Sozialamt wollte meine Ausbildung zur Musiktherapeutin nicht finanzieren, deshalb wohnte ich zu Hause bei meinen Eltern, das Studiendarlehen reichte nicht für eine Wohnung.

Sigurd war Musiker, check, sah gut aus, check, war lieb, check. In seiner Tinder-Bio stand *Suche etwas Seriöses.* Ich dachte, genau das brauche ich. Ich schlief gleich beim ersten Date mit ihm. Er hatte ein Bett von eins zwanzig und ein großes Badezimmer. Wir zogen nach einem Monat zusammen. Von Mamas Konto fließt Geld auf meins, dann auf seins, jeden Monat.

Ich erzählte ihm von Spritzen, Pillen und Alufolie. Davon, in einem Hotelzimmer mit dem Schild DO NOT DISTURB an der Tür zu liegen, zu dem Drogen und HIV und Hepatitis B trotzdem Zutritt hatten. Ich erzählte nicht davon, wie Mama mit mir zum Sozialamt kommen musste, wie sie sich mit der Perlenkette fein gemacht hatte und auf dem Klo versuchte, mich zu schminken, mir die Haare zu kämmen. Als wir das Büro der Sachbearbeiterin betraten, die gerade meinen Kontoauszug musterte – es gab immer wieder Auszahlungen von Geldautomaten, Fünfhunderterscheine und ziemlich viel Pepsi Max –, brach Mama in Tränen aus, sagte, vielleicht fänden andere es ja lustig, aufs Sozialamt zu gehen, wir fänden das aber nicht. Das findet wohl niemand lustig, sagte die Sachbearbeiterin.

Du hast gelebt wie ein Rockstar, sagte Sigurd.

Ich erzählte ihm von Joakim.

Wenn ich den nicht kennengelernt hätte, wäre vielleicht alles normal gewesen, dann wäre ich vielleicht nicht aus der Spur geraten, sagte ich.

Verdammt, was für ein Typ.

Aber also, ich habe mitgemacht, sagte ich. Ich war neugierig.

Aber er fuhr schon einen heftigen Film, nicht wahr, er kannte die Konsequenzen. Und dann hat er das Zeug an dich weitergegeben. Wenn ich den vor mir hätte, dann würde ich ...

Ich zuckte mit den Schultern. Er würde überhaupt nichts.

Es war beim Sommerkonzert nach meinem ersten Jahr auf der Musikschule Barratt Due.

Ich hatte zwei Sobril genommen, ehe ich auf die Bühne musste.

Ich trug ein cremeweißes Kleid mit Perlenkette, hatte meine weißblonden Haare zurechtgestrichen, spülte die Pillen mit einem Glas Weißwein herunter. Man sollte vor dem Singen nicht trinken. Oder Pillen nehmen. Aber das hier war doch eine Art Fest.

Ich hatte den ganzen Tag über nichts gegessen, und ein Glas Wein hatte an die zweihundert Kalorien, deshalb würde ich kein totales Kaloriendefizit haben, wenn ich dran wäre.

Ich stand auf, ging an den Bühnenrand und begann die Arie der Dido zu singen, und während ich sang, wurde das Pulver freigesetzt, und es war, als wäre *ich* Dido und als wiegte sich die trojanische Flotte auf den Wogen.

Das Publikum verschwamm, ich konzentrierte alles darauf, mich auf den Beinen zu halten, spürte den Stoß im Leib, und als ich zum letzten Mal *Remember me* sang, verlor ich alles aus dem Blick. Ehe ich singen konnte, *but ah! Forget my fate,* kam ein kleiner weißer Schnitt, und ich erwachte auf dem Boden. Zwei Personen beugten sich über mich und fragten, ob alles in Ordnung sei.

Sie nahmen mich zwischen sich, führten mich zu einem Sofa hinter der Bühne. Losgelassen werden, sich selbst loslassen.

Nach dem Konzert und nach mehr Wasser und Wein hatten sich Flüssigkeitsspiegel und Blutzucker wieder eingepegelt. Mama nahm mich beiseite.

Elise, sagte sie, was ist passiert?

Mir ist schwindlig geworden, vielleicht hatte ich zu niedrigen Blutzucker ...

Ich sehe ja, wie dünn du bist. Wir hatten doch abgemacht, dass du isst.

Ich esse jede Menge.

Das hilft nichts, wenn du ansonsten hungerst und dich gleich erbrichst. Und außerdem wirkst du berauscht.

Du weißt, dass ich ab und zu Sobril bekomme, wenn ich das brauche. Und dann hab ich das Glas Wein ein bisschen zu früh gemerkt, weil ich nicht mehr dazu gekommen bin, etwas zu essen.

Elise, sagte Mama, ich möchte so gern, dass du das hier gut machst. Und dass du es gut hast. Das weißt du doch?

Cool, das mit dem Fallen, sagte ein Typ und leerte ein Glas Wein auf einen Zug. Er war fast so dünn wie ich. So hübsch, dass es ihm fast nicht stand. Ich dachte an Messdiener, obwohl er schwarze Haare, Eyeliner und schwarz lackierte Nägel hatte, die aussahen wie Krallen.

Ja, also das war keine Absicht, sagte ich.

Mir hat es gefallen. Du bist immer bleicher geworden und deine Stimme immer schwächer, sie wurde sozusagen ausgeblendet. War ein faszinierender Anblick.

Ich suche nach einer Gastsängerin für meine Band, sagte er dann. Und wenn du die Nummer noch mal hinbekommen könntest. Fallen und ausgeblendet werden ... das wäre cool. Also – bei dem Lied geht es um ... Da singt eine Art Gespenst, eine Frau, die zerstückelt worden ist. Sie findet keinen Frieden. Das heißt, ihre einzelnen Teile finden keinen Frieden untereinander. Sie haben unterschiedliche Auffassungen von dem Mord.

Ich sah die blauschwarzen Haare mit den blonden Wurzeln an, das schwarze T-Shirt mit den weißen Einsprengseln. Er hatte Tattoos auf den Armen, den Fingerknöcheln und sicher auch an Stellen, die ich nicht sehen konnte, auf dem einen Arm stand *Hope Dealer*.

Er hieß Joakim, zog einen Flachmann aus seiner Schultertasche, trank einen Schluck, hielt ihn mir hin.

Wir gingen hinaus, setzten uns auf die Treppe. Wir brauchten nicht viel zu sagen, kommunizierten vor allem über den Flachmann. Schlucke, Blicke, Hände, die einander streiften, wenn der Flachmann den Mund wechselte.

Einige Tage später saß ich im Übungsraum von Joakims Band, Hope Dealer. Überall lagen Bierdosen herum, und es roch schwer nach Stoff, nach Vorhängen, als ob alles eingesperrt wäre und es keine Luft gäbe – und dann roch es auch nach Marihuana. Joakim saß auf einem Sofa, vertieft in ein Blatt Papier mit einem Text und in eine Bierdose, mir gefiel die Konzentration, ich fragte mich, wie es wohl wäre, wenn er mich auf diese Weise ansähe, mich schmeckte.

Er stand auf, gestikulierte mit der einen Hand, trank mit der anderen.

Versuch, deine Stimme aufzuteilen, sagte er, nein, sie zu *zerstückeln*. Sie hat so viele Klangnuancen. Leg los!

Und ich, die ich mein Leben damit verbracht hatte, so schön zu singen, dass es manchmal überirdisch klang und manchmal so verdammt brav und irdisch, wie überhaupt nur möglich, ließ meine Stimme bersten, als klaffe eine Wunde darin.

Wir würden auf einem Festival im Frognerpark spielen und das Lied *Die roten Teile* bringen. Ich sank hinab, die Vögel sangen, die Vögel flogen, ich sank hinab. Diesmal war der Fall choreografiert, und während ich auf dem Bühnenboden lag, sang ich weiter, nutzte Stütze von Bauch und Rücken, um eine Art Gespenstergeheul auszustoßen.

Wir bekamen spärlichen Applaus, die Leute hielten mit der einen Hand ihr Bier fest.

Joakim fragte, ob ich ein Bier wollte, ich hatte den ganzen Tag nichts gegessen, damit ich trinken könnte, fünf Bier würden tausend Kalorien ergeben, es war keine totale Krise. Ich hatte meine Methode gefunden, eine Art Alkorexie.

Wir tranken hinter der Bühne, wo es keinen Backstageroom gab, sondern einen eigenen Bereich für die Auftretenden, er fragte, wie es so sei als klassische Sängerin, ich sagte, vor den Auftritten tränken wir nichts.

Und Pillen?

Soll man ja nicht. Aber ich mache das. Seit ich sechzehn bin. Niemand merkt was. Funktioniert immer besser.

Pillen sind genial, sagte er. Rohundhip, Sonnenbrill und Stille Nacht.

Stille Nacht?

Stilnoct. Schlaftablette. Wird man aufgekratzt und träge zugleich von.

Joakim lächelte. Schluck die Stille Nacht, und lass sie sanft in dir wirken.

Plötzlich saßen wir im 20er Bus nach Torshov, und er sagte: Du bist so schön, deine Haut ist durchsichtig, irgendwie, darunter kann man das Leben sehen.

Dann fielen wir in eine Wohnung in Sandaker. Er küsste mich auf Mund und Hals, dicht wie eine Decke, und jedes Mal, wenn er an einer Stelle meines Körpers war, wollte ich ihn an einer anderen. Er leckte die Innenseite meiner Oberschenkel, ich war sicher, dass er mit der Zunge Feuchtigkeit auffing. Etwas in mir öffnete sich, es schwoll und brannte, als wäre ich auf den Kopf gestellt, zu einem geschwollenen, sabbernden Mund geworden. Ich packte seinen Kopf, er schaute zu mir hoch, da waren Schweißtropfen unter den vom Eyeliner schwarzen Augen.

Ich hab schlechte Erfahrung mit so was gemacht, sagte ich.

Nicht mit mir, sagte er.

Mein Körper bewegte sich von selbst, sank und stieg zu seinem Kopf, lag flach da und zitterte vor Hingabe und schoss dann fast in die Brücke hoch. Ich packte seinen Kopf, um mich irgendwo festhalten zu können, drückte ihn gegen mich und mich gegen ihn, als könnte er näher kommen und in mich hinein, damit ich mich öffnen und ihn ganz verschlingen konnte. Seine Zunge bebte wie eine Vogelschwinge, aber ich war es, die abhob.

Und als wir miteinander schliefen, war es, wie fucked *up* zu werden, durch die Decke, in den Himmel, an den Wolken vorbei. Bis hoch zur Sonne, die mich mit weißem Licht blendete, mich in Brand steckte.

Rauchst du Dope?, fragte er später, als ich in seinem Arm lag. Ich nickte, begriff nicht, was er meinte, glaubte, er rede von Marihuana. Aber als er Silberpapier und eine Tüte braunes Pulver aus der Tasche zog, sah ich, dass es etwas anderes war.

Er versuchte, mir zu zeigen, wie ich es rauchen sollte. Mit der Folie um einen Stift ein Röhrchen formen, den Stift herausziehen. Die Seiten des Silberpapiers zusammenfalten und das Dope in die Mitte legen, unter der Folie das Feuerzeug anmachen, den Rauch mit dem Mund jagen und ihn einsaugen. *Chasing the dragon,* hieß die Technik. Aber ich patzte bei allem, bekam den Rauch nicht zu fassen, er flog einfach aus meinem Blickfeld. Am Ende holte er ein Buch und legte einige Lines darauf, damit ich sniffen konnte.

Das mit dem Rauchen lernst du so nach und nach, sagte er. Das Wichtige ist, dass du niemals eine Spritze anfasst, sonst wirst du zum Junkie.

Ich ließ mich neben ihn sinken. Sein nackter Körper lag neben meinem, ich war ein nackter Säugling, der zum ersten Mal die Brust bekam. Eine Umarmung von innen heraus. Mein Herz breitete die Hände aus und streichelte über die Innenseite meiner Haut. Einfach in mich selbst zu fallen, in etwas, das *war* – ich brauche dafür keine Wörter wie ekstatisch oder euphorisch, das einfachste Wort reicht: gut. So ungeheuer gut. Die Linien in meinem Körper wurden weich, und ich wurde schwer, ohne Kalorien, ohne Konsequenzen.

Soll ich etwas darüber sagen: wie schlecht mir wurde. Das Erbrechen danach. Nein. Denn es spielte keine Rolle.

Ich hatte es schon vergessen, als ich damit fertig war, zwischen Bett und Toilette hin- und herzulaufen, und dann am Sandaker-Center vorbeiging, mit seiner Nummer in meinem Telefon und einem warmen Gefühl in meiner Brust und zwischen den Beinen.

Die Penner saßen schon vor dem Center und tranken. Es war erst zehn. Wie jämmerlich.

Mein Telefon vibrierte: *Du bist Dope, ich muss dich haben.* Ich dachte daran, wie seine tätowierten Tentakel mich eingefangen hatten, wieder und wieder, wie ich mit Tinte gefüllt worden war, fast darin ertrunken wäre.

Ich dachte nicht an all das andere. Dass er gezittert hatte, als ich aus dem Rausch erwacht war, mit dem Finger im Mund wie ein Kind. Daran dachte ich nicht.

Sein Profilbild auf Facebook war die Zeichnung eines Drachens, der Drache sah orientalisch aus. Blaue und grüne Schuppen krümmten sich wie ein G-Schlüssel auf dem Blatt.

Coole Zeichnung, schrieb ich.

Ich zeichne wie ein vierzehn Jahre alter Emo, schrieb er. Hast du gewusst, dass ich vierzehn bin?

Na und?

Ich habe meine Entwicklung mit vierzehn in Alkohol eingelegt, schrieb er. Im wahrsten Sinne des Wortes. Jetzt jage ich den Drachen. Hör dir mal dieses Stück an.

Er schickte mir einen Link zu YouTube.

Das Stück hieß *We know not where the dragons fly*, der Text war auf Chinesisch. Der Takt war kurz und pulsierend, wie Reptilienflügel, ehe alles sanft und langsam wurde, der Sopran schlängelte sich über den Soundteppich wie eine Seidenlarve.

In diesem Stück gibt es ein Wort für die Luft, die einem vorübergaloppierenden Reiter folgt, schrieb er. Und ich fühle, dass wir ein Wort für den Rauch brauchen, der voller Dope ist, den du nicht mit dem Mund einfangen kannst.

Das Leben?, schrieb ich.

So in etwa. Chance für die Krise?

Ich sah eine Weile auf das Handydisplay, auf den Kreis mit dem sprechenden Drachen, dann schrieb ich: Liebe?

Und er schrieb: Du kannst das ganze Opium in China nehmen und ins Meer werfen, denn du bist trotzdem stärker und weicher.

Beim dritten One-Night-Stand tranken wir Bier und einander, er hatte den Kopf in meinem Schoß liegen und erzählte, dass er mit dreizehn einen Hörsturz erlitten hatte. Klick- und Pfeifgeräusche, die ihm ins Ohr flüsterten, dass das Leben nicht lebenswert sei. Die ganze Zeit. Er wusste nicht, weshalb. Vielleicht, weil sein Vater ihn seine ganze Kindheit hindurch geschlagen hatte, seit er fünf war? Er war mit vierzehn ausgezogen, aber die Schläge konnte er nicht vergessen. Er wusste nicht, ob die einen Hörsturz auslösen konnten, hatte nie gefragt, auch wenn er später von Ärzten untersucht worden war.

Das ist doch einfach schrecklich, sagte ich.

Na ja, sagt er, ich hab Benzo gekriegt.

Er brachte mir bei, das Feuerzeug unter die Folie zu halten, auf der das Dope lag. Den Rauch mit dem Mund zu jagen, alles in die Lunge zu ziehen, ins Herz. Ich erbrach mich nicht. Stattdessen wurde die Welt hell und klar. Mein Körper ganz weich, wie in lauwarmem Wasser zu liegen, die Rückseite der Beine zu spüren, wie sie weich wurden, wie alles weich wurde. Was war Wasser, und was war mein darin treibender Körper.

Das hier war das Königreich. So groß, so leicht, diese weichen Barmherzigkeitstropfen, wieder und wieder. Die Welt vor dem Fenster ging uns nichts mehr an, wir waren eingerahmt von grauem Rauch und grauem Silberpapier, und alles war rosa. Heroin gilt als das Schwerste, das Härteste, das Heftigste, aber für mich war es, wie wieder zum Säugling zu werden, der in eine rosa Decke gewickelt wird. Ich dachte, dass jeder einzelne Junkie eigentlich im Opiatnebel klar sah. Sie hatten etwas durchschaut, konnten das Drumherumgerede nicht mehr ertragen, schlurften einfach nur durch die Gegend, hin und her, von der Wiege bis zur Bahre.

Bekam am nächsten Tag eine neue SMS. *Möchte dir eine Stelle in Årvoll zeigen, wo ich aufgewachsen bin, nimm warme Kleider mit, die für den Wald passen, ich kann für Alk sorgen? Bin kein Serienmörder, versprochen.*

Der 31er Bus nach Grorud war ab Carl Berners plass zum Bersten voll, die Leute drängten sich aneinander, es roch nach Schweiß. Ich sah einigen Jungen zu, die im Mittelgang saßen und Bier tranken, sie hörten Hip-Hop auf dem Smartphone. Ich warf meine Haare in den Nacken. Die Jungs sahen nicht in meine Richtung.

Als ich aus dem Bus stieg, wartete Joakim auf mich und rauchte. Mit Jeans und Joggingschuhen, Kapuzenpullover und einer Umhängetasche. Als er mich sah, kam er auf mich zu, zog noch einmal an seiner Zigarette, küsste mich, und ich inhalierte den Rauch, versuchte, den ganzen Joakim tief in meine Lunge zu saugen.

Wir gingen einen Hang hoch, vorbei an einem Parkplatz, über einen Waldweg und an einem See entlang, dann erreichten wir einen Pfad. Joakim ging vor mir her, hatte den Pullover ausgezogen, ich sah seine Schulterblätter an, die sich scharf unter dem weißen T-Shirt abzeichneten, auch er hatte Flügel, und wie er da ging, geschmeidig auf der unebenen Unterlage, dachte ich an ihn als eine androgyne Waldnymphe, einen Pan.

Am Ende hielten wir bei etwas an, das aussah wie eine Höhle oder eher ein kleiner Tunnel, ein schwarzer Stein war über einen anderen gerollt worden, er hatte Öffnungen an beiden Seiten. Der Stein wies Scharten und Narben auf, wie die Arme eines vierzehnjährigen Emo.

Das war früher mal das Versteck eines Meisterdiebs, sagte Joakim. Und dann meins. Ich bin früher viel hierhin gegangen. Wenn ich mich irgendwo verstecken musste. Aber es zieht verdammt stark.

Ist hier der Drache?, fragte ich.

Manchmal, sagte er und lächelte. Heute aber nicht. Ich versuche, jeden Tag etwas anderes zu nehmen, manchmal nur Alkohol, damit ich von nichts abhängig werde.

Wir krochen in die Höhle, er legte eine Taschenlampe auf den Boden und zog eine Flasche aus seiner Umhängetasche.

Ich hab Schnaps mitgebracht, sagte er, leichter zu tragen als ein Sixpack. Und ein bisschen Weed.

Ich trank einen Schluck aus der Flasche.

Ich habe hier immer Musik gehört, sagte er. Oder gelesen.

Ich sah seine Hände an. Die machten sich an Marihuana, Tabak und Rizlas zu schaffen, manchmal behutsam, manchmal mechanisch. Nur die Hände und das Dope und die Blättchen. Wie einer, der von einem Fidget Spinner nicht loskommt. Oder vom Fingerhäkeln. Ich wünschte, er hätte Heroin mitgebracht, weniger Gefummel.

Wenn ich hier bin, weiß ich nicht, was draußen ist, sagte er und zog am Joint. Ich verschwinde einfach in meinem Kopf. Zum Land, das es nicht gibt. Zwischen der Zeit.

Ich nahm mit der einen Hand einen Schluck aus der Flasche und zog mit der anderen am Joint. Die Wirkung brachte mich dazu, mich zurücksinken zu lassen, die Kapuze über den Kopf zu ziehen. Zu einem Jungen zu werden, der von zu Hause und vor sich selbst wegrennt.

Es gibt eine Erzählung, die ich damals gelesen habe, erzählte Joakim. *Das Grab* von Lovecraft. Da ist ein Typ, der von einem Grab besessen ist, als Kind fängt er an, in ein Mausoleum zu gehen, er findet den Schlüssel dazu und schläft neben den Gräbern. Und später findet er den Schlüssel zu einem Grab. Als er es aufschließt, ist es leer, und da steht sein Name. Von da an schläft er darin.

Und dann?

Dann stellt er fest, dass er die Reinkarnation eines verstorbenen Verwandten ist. Ich weiß nicht, aber ich habe das Gefühl, dass ich es hier auch so mache, sagte er und trank einen großen Schluck aus der Flasche. Dass ich mich ins Familiengrab lege.

Er lehnte sich an die Steinwand und trank, ich sah sein Gesicht im Licht der Taschenlampe, das Gesicht war in der Dunkelheit noch schmaler.

Was mich betrifft, sagte ich, glaube ich, dass wir überhaupt kein Familiengrab haben. Dass es nichts um mich herum gibt, nur Luft. Nichts, womit ich verbunden bin.

Ohne Schicksal, sagte er. Das ist auch ein Schicksal.

Die Küsse schmeckten nach Alkohol. Es war, als würde ich zum ersten Mal trinken. Meine Euphorie steigerte sich mit jedem Kleidungsstück, das ich ihm auszog, Haut und Verzückung, er war nackt, während ich noch immer angezogen war, und ich sank zwischen seine Beine, noch tiefer in die Ekstase, bis auf den Grund.

Ficken oder gefickt zu *werden*, auf diese Weise, war wie zu ertrinken, in der Tiefe festgehalten und schwindlig zu werden, berauscht am Sauerstoffmangel, high vom Sinken. Während die Welt sonst so weit weg von mir war, wurde sie plötzlich alles, wofür ich Platz hatte, die Gedanken waren aus meinem Kopf verbannt, Joakims Schwanz pochte im Leerraum, den sie hinterließen. Man könnte denken, mein Hals wäre total zerschunden gewesen, von zu wenig Essen und zu vielen Pillen und zu vielen Fingern, aber vermutlich brauchte man dann etwas Warmes und Lebendes, etwas, das füllte. Sich einfach aufzugeben, wie bei einer religiösen Zeremonie Wein zu trinken, den Rausch, das Blut füllen zu lassen, in schwerer Euphorie zusammenzusinken. Ich konnte spüren, wie es durch mich hindurchströmte, durch den ganzen Körper, zwischen den Beinen.

Joakim zog meinen Kopf nach vorn, sodass ich nur die Spitze seines Schwanzes im Mund hatte, ich versuchte, im Schein der Taschenlampe seine Augen zu sehen, aber er hatte sie geschlossen und den Kopf nach oben gedreht. Ist es ein Problem, mein Gesicht anzusehen, dachte ich, gibt es etwas, das er nicht sehen will? Doch plötzlich sah er mir in die Augen, es waren schwarze Löcher, in die ich hineingesogen wurde. Ich bohrte mich bis auf den Grund, wo ich ihn nicht mehr sehen konnte. Als er tief drinnen war, schluckte ich, wieder und wieder, als wäre es möglich, ihn noch tiefer hineinzuholen. Als er zusammenzuckte, ließ ich meinen Mund am Schaft nach vorn gleiten, wollte den Geschmack wahrnehmen, das Gefühl des zähen Flusses in der Mundhöhle, dann im Hals. Ich schluckte und schluckte und schluckte, und plötzlich war nichts mehr da. Nur noch der Nachgeschmack.

Es war kühl und feucht, als wir von Vogelgezwitscher und Licht geweckt wurden. Wir hatten uns angezogen, ehe wir uns zum Schlafen hingelegt hatten, waren unter einer Decke eingeschlafen. Er nahm meine Hand, während wir durch den Wald gingen, ließ sie auf dem Parkplatz und auf dem ganzen Weg zur Bushaltestelle nicht los.

Jetzt ist es ernst, dachte ich, jetzt ist es intim.

Verrückt nach dem Jungen. Oder so was in der Art. Ich war nie mehr verliebt gewesen, weil ich mit vierzehn versucht hatte, mein Herz vor Hunger schrumpfen zu lassen. Ich sah andere an und dachte *eat your heart out.* Nun war ich geblendet, als ob Joakims Haut vor mir aufgespannt wäre wie eine weiße Leinwand, mit lauter kleinen Rissen und Narben, durch die ich eindringen wollte.

Joakims Schlafzimmer war eine Höhle aus Büchern. Sie waren überall, sie lagen in Stapeln und stützten sogar das eine Bein des Bettes. Wir fickten – oder schliefen miteinander oder *liebten uns,* was sagt man eigentlich, oben auf Dantes *Inferno.*

Danach schaffte ich es, mich in die Küche zu schleppen. Joakim nahm eine Eisteeflasche mit etwas Durchsichtigem aus dem Schrank.

Heute ist Freitag, sagte er. Mein GHB-Tag.

Er füllte einen halben Kronkorken für mich.

Schnell griff ich danach, schluckte, hielt ihm den Korken hin, weil ich mehr wollte.

Mir wäre es lieber, wenn du es bewusst nimmst, sagte er, während ich den Kronkorken leerte.

Aber ich wollte nicht bewusst sein. Ich wollte in die Verzückung stürzen, unter ihn, über ihn, blackouten, mich in Weiß verwandeln, in den Grauzonen auflösen, es sollte flimmern wie ein alter Diaprojektor. Oft war die Rede von *Höhe*punkten, davon, den Gipfel zu erreichen. Könnte es sein, dass für mich der Gipfel ganz unten war, wie bei Leuten, die vom Tod durch Ertrinken high wurden, dass es Downer und Masochismus waren, die mich an der Oberfläche hielten?

Du bist die Hotteste auf diesem Planeten, sagte Joakim, und hotter als alle Aliens.

Mein Raumschiff stürzte in eine Zweizimmerwohnung in Sandaker. Ich verließ das Wrack, spürte die Schwerkraft, schwebte nicht mehr länger in einem Vakuum.

Der kleine weiße Schnitt in der Zeit. Als ich das Bewusstsein verlor, war dort eine Lücke, eine Lücke, in der ich nicht dachte, nicht war. Ich musste mir eine solche Lücke schneiden. Die Essenskicks am Abend machten mich schlaflos, tagsüber war ich wie eine Schlafwandlerin durch die Gänge von Barratt Due getaumelt, meine Stimme war ebenfalls dünner geworden, als steckte in meinem Hals ein kleines Mädchen fest, das nicht weiterkam. Ich brauchte etwas anderes, musste weg.

Ob das eine Niederlage war? Die Niederlage war, immer weit vor und zugleich weit hinter den anderen zu liegen. Vorbei an Mahlzeiten und Schlaf. Erhoben über das Grundlegendste.

Ich habe einen Sommerjob, sagte ich zu Mama und Papa. Ich werde Kindern Musikunterricht geben.

Wie gut, sagte Mama und lächelte.

Es ist möglich, dass ich damit bis zum Herbst weitermachen kann.

Okay, sagte Mama, aber wird das nicht ein bisschen zu viel für dich?

Ähem, sagte ich, nein. Ich ... mach dann eine Pause vom Studium.

Aber Elise, sagte Mama. Warum das denn?

Ich ... es ist so viel Arbeit, und es stresst mich so, die Konkurrenz ist echt krank.

Aber du bist doch so begabt, Herzchen.

Ich stand vom Tisch auf, ich hatte den Teller halb leer gegessen, sah das Kinderbild von mir auf dem Kaminsims an. Ging in mein Kinderzimmer, zum Plakat von Kate Moss, den Kochbüchern im Regal, der Porzellanpuppe Anna. Das Essen lag mir schwer im Magen. Ich ging auf die Toilette und steckte den Finger in den Hals, fühlte mich leichter, noch leichter.

Ich treffe Sigurd bei Mama und Papa vor dem Haus, er trägt einen dunkelblauen Dufflecoat. Ich komme direkt von der Musikhochschule. Er gibt mir einen Kuss. Er sieht gut aus. Das ist eine Feststellung, kein Kompliment. Er ist groß, breite Schultern, ein bisschen kräftig, ich kann nicht fühlen, wie die Knochen aus seinen Schultern ragen, wenn ich ihn umarme. Schulterpolster aus Fleisch, so viel Fleisch.

Mama serviert mit Sahne überbackene Kartoffeln und Steaks. Zu viel Sahne. Ich stochere im Essen herum. Sehe zu, wie Mama, Papa und Sigurd große Bissen voller Fett verzehren. Stelle mir vor, wie das Fett aus ihren Mündern fließt, wie Speichel. Siebenunddreißig Gramm Fett in einem Deziliter Sahne, dreihundertdreiundfünfzig Kalorien in einhundert Gramm, drei Deziliter in einem Karton. Die Kartoffeln glänzen golden. Ich habe keine Lust auf Kohlenhydrate, Salz und Fett. Danach, als wir am Couchtisch sitzen und Kaffee trinken, bitte ich um Entschuldigung, gehe in die Küche, nehme den Sahnekarton, der noch im Kühlschrank steht, und gieße den Rest in mich hinein.

Wenn Joakim und ich Dope rauchten, waren wir schwerelos, genau wie der Rauch, der sich in der Luft verlor. Nichts hatte Konsequenzen. Joakim arbeitete in einem Musikladen, ich arbeitete hin und wieder an der Musikschule, sang im Chor und versuchte, Soloauftritte an Land zu ziehen. Dope war einmal pro Woche angesagt, vielleicht zweimal, und wenn wir das zusammengeknüllte Silberpapier in die Mülltonne warfen, war es verschwunden. Wir waren Kate Moss und Pete Doherty. Wir waren Strichmännchen, die im Laufe des Abends zu Kringeln wurden, verwickelt ineinander. Wir waren Knochen und Adern, wir waren eine einzige silbern schimmernde Lunge. Ich ging mit ihm zu Konzerten – oder Gigs, sollte ich wohl sagen –, saß Backstage und trank Bier, während ich den Kopf schüttelte, *nein, ich bin kein Groupie,* schnupfte beim Nachglühen mit den anderen aus der Band Kokain. Wenn ich am Tag danach vorsingen musste, ging ich im Morgengrauen mit ihm zusammen nach Hause und trank Tee, um am nächsten Tag gut bei Stimme zu sein.

Oder wir gingen auf die Piste, die Leute sahen uns an, den Dunklen und die Helle, wie eine flackernde Discokugel. Ich trank Skinny Bitch – Wodka und Cola Zero –, der Drink hatte weniger als hundert Kalorien und war potenter als Wein. Da ich den ganzen Tag nichts gegessen hatte, kam der Kick schon nach dem ersten Glas, es war der pure Genuss und sonst gar nichts. Wir warfen in einer Zelle auf der Herrentoilette Crystal ein, und ich lehnte mich an ihn. Er hob mich hoch, ich stemmte die High Heels gegen den Klodeckel. Ich küsste ihn und spürte den bitteren Geschmack von Emma auf seiner Zunge, während der Kick in unseren Körpern explodierte und verebbte und vom Drogen-Kick abgelöst wurde, der im Gehirn explodierte, ehe er verebbte, und ich vor der Bar stand und weinte, weil ich gerade eben noch so glücklich gewesen war.

Einmal wollten wir zu einem Konzert in der Philharmonie, Strauss hören, und wir saßen im Foyer und tranken ein Glas, er trug einen grau-braun gestreiften Anzug im Doherty-Stil mit einer Weste unter dem Jackett.

Eine Frau ging vorbei, sie sah uns an. Blieb stehen und zögerte.

Ich muss das einfach sagen, sagte sie und lächelte. Ihr seid ein reizendes Paar.

Ich habe auf der Uni angefangen, erzählte Joakim, als wir dalagen, die Arme umeinander gelegt. Ich wollte Literaturwissenschaft studieren, und das lief eigentlich saugut, in den Prüfungen vor Weihnachten hatte ich nur super Noten. Dann hatten wir eine Kolloqiuumsgruppe. Es hieß, wir könnten Bier mitbringen. Ich nahm eine Flasche Jack Daniel's mit, dachte nicht mal darüber nach. Und dann hatte ich das Gefühl, dass etwas nicht stimmte. Am Ende sagte jemand: »Du, das macht keinen guten Eindruck.« Und sie sahen mich an, und ich sah mich selbst durch die verdammten Hornbrillen dieser Leute, und ich nahm drei Rivotril aus der Tasche, spülte sie mit dem Schnaps runter und ging nie wieder dahin zurück.

Ich wollte ihn streicheln oder trinken und Pillen nehmen. Als wäre die Trennung zwischen uns diffus und durchsichtig wie Rauch, als ob auch ich mit einer Flasche Jack Daniel's an der Uni gesessen und geglaubt hätte, ich wäre eine der anderen, als ob auch ich aus Protest drei Rivotril eingeworfen hätte und gegangen wäre.

Hör her, sagte Joakim und schlug ein Buch von Yeats bei einem Lesezeichen auf. Er sah mich an, während er daraus vorlas: *I heard an old religious man / But yesternight declare / That he had found a text to prove / That only God, my dear / Could love you for yourself alone / And not your yellow hair.*

Ich sah auf Instagram, dass junge Chinesinnen auf ihren Schlüsselbeinen Münzen balancierten, um zu zeigen, wie dünn sie waren. Ich leerte ein Glas mit blauem Valium, legte mir die Pillen wie eine Reihe Dominosteine aufs Schlüsselbein und ließ Joakim ein Foto machen. Er leckte mir einige Pillen ab, der Rest kullerte auf den Boden, er küsste mich am ganzen Leib, seine weiche Benzo-Zunge an meiner knochigen Möse.

So falsch, dass es richtig wurde.

Unsere Liebe war größer, wir brauchten sie mehr.

Das Mädchen mit den Schwefelhölzern hieß das neue Stück von Hope Dealer. Im Musikvideo war ich in Schwarz-Weiß gefilmt, ich trug ein durchsichtiges Top und ein Ballettröckchen. Ich saß in Joakims Wohnung und rauchte Heroin, und meine Haare wurden wie Rauch, und ich trippelte wie eine Ballerina hinaus in die Winternacht, schwebte auf dem Rauch, *war* der Rauch, löste mich in der Dunkelheit auf und verschwand.

Mama rief an. Sie hatte auf YouTube einen Link gefunden. Was in aller Welt war das. Und warum sah ich aus wie unter Drogen. Und was für Drogen waren das.

Keine, natürlich, sagte ich. Das war ein *Schauspiel.*

Überleg doch mal. Alle werden glauben, dass du Drogen nimmst. Denk dran, was passiert ist, als du auf der Gesamtschule warst. Und was hast du mit dieser Band zu tun?

Das ist die Band von Joakim, meinem Freund, sagte ich.

Den müssen wir doch kennenlernen. Du kannst ihn gern mal zum Essen mitbringen, sagte sie.

Blake?, frage Joakim.

Er stand im Wohnzimmer und betrachtete die Bücherregale, ließ seine schwarzen Nägel über die Bücher laufen. Er hatte sich nicht geschminkt.

Ja, ich habe meine Examensarbeit über Blake geschrieben, sagte Papa. Ich bin fasziniert von der Verbindung zwischen Licht und Finsternis – Dantes *Inferno* liebe ich auch sehr.

Mit gefällt das *Paradies* bei Dante am besten, sagte Joakim zu Papa. Ich habe die Fetischisierung des Schmerzes satt, dass alles sozusagen in der Literatur authentischer, höherwertig sein soll. Dann ist die Rede von falschem Lächeln und falschem Glück. Ich weiß nicht. Mir kommt es vor, als ob die Leute die falsche Finsternis verehrten. Allein zu sein. Sich von der Gemeinschaft zu entfernen. Warum ist das besser, philosophischer, interessanter? Ich bin doch selbst immer so verdammt auf Depri, deshalb sag ich das. Ich war immer allein. Das ist nicht so besonders interessant.

Papa sah ihn an, runzelte die Stirn.

Finsternis findest du im Pub, sagte Joakim, und sein Blick wurde dunkel, kleines Flackern im Kerzenlicht. Wenn ich lese, will ich etwas anderes.

Mama servierte Wein. Joakim sah die Flasche an, lehnte dankend ab. Ich nahm ein Glas. Trank so routiniert langsam, dass klar sein musste, dass ich ein Problem hatte.

Würden sie verstehen – und würde das die Sache besser machen –, dass er die Hälfte meines Lebens gelebt hatte oder dass ich die Hälfte seines Lebens gelebt hatte und es deshalb Erbrechen und Pillen in meinem Leben gab, lange bevor ich ihn kennengelernt hatte, und Bach und Palestrina und Händel in seinem Leben, lange ehe er mich kennengelernt hatte?

Passt du denn auf Elise auf?, fragte Mama. Sie schafft es nicht immer so gut, auf sich selbst aufzupassen.

Sie lächelte vorsichtig, er zog den Pullover aus, und das T-Shirt mit ZICKZACK BULLENPACK kam zum Vorschein.

Ich passe auf sie auf, sagte Joakim.

Elise hatte noch nie ... sie hat noch nie einen Freund mit nach Hause gebracht, sagte Mama.

Ich habe auch noch nie eine Freundin mit nach Hause gebracht, sagte Joakim. Oder bin zu einer nach Hause gegangen. Ich finde das richtig nett.

Du bist also Musiker? Und interessierst dich für Literatur?

Ja, stimmt. Ich habe Literatur studiert, sagte Joakim. Dann hab ich mit der Band angefangen, und das nimmt alle Zeit in Anspruch.

Kannst du davon leben?

Kind of, sagte er. Jobbe in einem Musikladen.

Einmal wollte Joakim einen Kumpel in Ålesund besuchen und Rivotril hochschmuggeln, da oben kostete es mehr als in Oslo. Er klebte sich die Pillen an den Leib, wie er es im Film gesehen hatte, und ging durch die Sicherheitskontrolle, während es in seinem Ohr piepste und klickte, wie es das immer tat.

Entschuldigung, sagte der Sicherheitsmann, und damit wusste Joakim, dass er entlarvt war. Er blieb wie gelähmt stehen, als er gebeten wurde, die Schuhe auszuziehen und noch einmal durch den Metalldetektor zu gehen.

Er ging noch einmal durch, diesmal piepste es nicht, und er kam mit zweihundert Rivotril am Leib nach Ålesund.

Aber, sagte ich, bei Pillen piepst es doch nicht. Hättest du sie nicht einfach in ein Pillenglas tun können? Bei Inlandsflügen wird doch nicht überprüft, ob du ein Rezept hast.

Äh, daran hatte ich nicht gedacht.

Und musstest du fliegen? Es gibt doch einen direkten Zug.

Fuck, sagte Joakim. Deshalb soll man keine Drogen einwerfen. Lockert so viele Schrauben im Kopf.

Wir fielen immer wieder in sein Schlafzimmer, ich zog ihn aus oder er mich, und er zog mich aus oder sich selbst, und wir waren nackt. Ich liebe dich, sagte er, aber ich konnte nichts zurücksagen, ich war stumm, und mein Mund war zwischen seinen Beinen, war Muskeln und Rhythmus und Pulsieren, die seinen Schwanz umfassten und versuchten, damit etwas zu sagen. Wieder und wieder und wieder. Es wurde fast zu viel. Es gab zu viele Kicks in mir. Zu viel Craving, zu viel Come-down.

Alles an Joakim war sexy. Sogar seine Spucke, wenn sie körnig vom Rivotril war. Die Art, wie er seine Schuhe auf den Gang stellte. Die Adern auf seinem Bauch, wenn ich mich dort hinabküsste. Wie er sich im Schlaf an mich klammerte, einmal so fest, dass ich mit blauen Flecken aufwachte. Als ob ich jederzeit verschwinden könnte, aus dem Zimmer fliegen wie Rauch, und als ob er sich mit mir an dem Irdischen festhalten, das Blut bis zur Haut pressen müsste.

Wir hatten unser Leben in die Hände eines Neunzehnjährigen mit Baseballmütze und Jurassic-Park-T-Shirt gelegt. Wir hatten seine Nummer unter *Hat Alles* gespeichert. Er kam auf Zuruf, zog eine Tüte aus der Tasche und wechselte mit Joakim Scheine. An Geld fehlte es uns nicht. Ich war begabt, ich setzte auf die Musik, das wurde schlecht bezahlt, aber wenn ich etwas mehr brauchte, dann konnte Mama ohne Probleme genug für ein Gramm überweisen. Ich schaute ständig auf mein Konto, das mit den Überweisungen war wie eine Geldmaschine.

Wir waren noch keine zwei Monate zusammen, als ich bei ihm in Sandaker einzog. Das war billiger, Dope kostete, und wir konnten die ganze Zeit zusammen sein. Zur Einzugsparty luden wir seine Bandgenossen und meine Bekannten von der Barratt Due ein. Cecilie verdrehte die Augen schon, als sie zur Tür hereinkam.

Bald darauf erwischte sie uns auf dem Badezimmerfußboden, wo wir Dope rauchten, die Fliesen waren so weich, als wir in den Spiegel schauten, sahen wir noch normaler aus als sonst.

Elise! Was machst du denn da? Sie zog mich in die Küche.

Also, sagte ich, ich weiß nicht. Das macht Joakim ... wir tun das ganz selten.

Das hier ist ja ein Drogennest. Ich hau ab.

Bitte, sagte ich. Bleib noch ein bisschen. Wir haben nur ganz wenig geraucht, sorry, wir gehen raus und tun so, als ob nichts passiert wäre.

Ich weiß, wie du bist, sagte Cecilie. Immer geht es nur um dich. Zuerst warst du die Tüchtigste. Dann warst du die Dünnste. Und wenn dir Knochen und Kokain oder was zum Teufel sonst nicht reichen, dann steigst du auf Heroin um. Du bist auf eine reichlich wenig beeindruckende Weise beeindruckend.

Joakim hatte ein E-Klavier. Wenn er spielte, fing er vorsichtig an, wie ein ängstliches Kind. Eins, das mit den schwarzen Tasten nichts zu tun haben wollte, das aber noch größere Angst davor hatte, ins Licht hinaufzuklettern. Nach und nach spielte er härter, fast mit den Fäusten, er war einer, der schlagen wollte, zurückhauen. Sein Spiel war technisch hoffnungslos, an der Musikschule wäre er durchgefallen, und doch war es genau so, wie es sein sollte, es war, als könnte ich das Geräusch seines Fingerabdrucks auf den Tasten hören.

Es war drei Monate her, dass wir zusammen in die Höhle im Wald gekrochen waren, und wir wollten beide nicht mehr hinauskriechen. Es war schön, mit dem Feuer zu spielen. Das Folienröhrchen zwischen den Lippen zu haben und den Drachen zu jagen, den Rauch, der von dir fortzog, aber deine Mundhöhle und dein Hals und deine Lunge sind bereit, sie schlucken das Gift, fangen es ein. Sanft von der Flamme weitergeführt zu werden. Komm mit. Atme ein. Knüll das Silberpapier zusammen. Wirf es in den Mülleimer. Mach dasselbe mit dir. Und noch einmal von vorn.

Ich stand an seinem Klavier und übte Tonleitern. Die Stimme glitt aufwärts und abwärts, während mein ganzes Ich *stakkato* war, war der Gesang *glissando*. Die Töne flogen zur Decke hinauf, und ich wusste, dass etwas in mir stärker war als das poröse Skelett, in meiner Brust wohnte eine Harfe, die in alle Ewigkeit spielen wollte. Ich übte *Pie Jesu* von Andrew Lloyd Webber, das ätherische Requiem, ich ließ die Stimme durch Wasser gleiten, so wie Philip es mir beigebracht hatte. Bis das Stück zu Ende war, dann lehnte ich mich ans Klavier, andächtig, war ganz still, wie ein Tod durch Überdosis, an den sich niemand erinnern wird.

Der Rausch war wie eine warme Umarmung. Ich gab Mamas Nummer ein.

Hallo, kleine Elfe, sagte sie.

Hallo, sage ich.

Wie geht es?

Ich hab Sehnsucht nach dir.

Was ist mit deiner Stimme? Hast du etwas genommen?

Nur eine Schlaftablette.

Du musst auf dich aufpassen, Herzchen.

Passt du denn nicht auf mich auf?

Immer. – Dann schlaf gut.

Joakim schlief, ich war wach. Ich legte die Finger auf die Tasten, *adagio*, stand auf dem Notenheft. Ich machte den Rhythmus langsamer als ein opiatpochendes Herz. Schritte, die keinen Fußabdruck im Schnee hinterließen. Meine Hände waren weich, alles war weich, ich spürte es auf der Rückseite der Beine, den Rücken hoch. Den Fuß auf dem Pedal lassen, den Ton an einem Silberfaden in der Luft hängen lassen, langsam ausblenden, *diminuendo*. Es läutete. Der Ton nahm ab, und die Türklingel läutete erneut. Ich klappte das Notenheft zu, ging zum Summer, sah ein kleines graues Gesicht. Es war ein Mädchen mit sehr hellen Haaren. Sehr fernem Blick. Hat irgendwas eingeworfen, dachte ich, furchtbar dünn.

Ich bin im Erdgeschoss, dachte ich, die will bestimmt zu anderen hier im Haus. Ich drückte, öffnete die Wohnungstür, um nachzusehen, aber da war niemand. Ich ließ mich wieder ans Klavier sinken, musste immer wieder neu anfangen.

Als der Rausch anfing, sich zu verlieren, legte ich Bachs *Präludium Nr. 1 in C-Moll* ein. Ich wartete darauf, dass sich der Resonanzkasten in meiner Brust öffnete, dass die Saiten rissen, dass ich am Boden zerbrach. Es war, als ob ich Watte in den Ohren hätte. Es kam nicht richtig herein, und ich war fast froh. Ich wünschte, ich wäre aus einem anderen Material, mehr Metall und weniger Zellophan, wäre nicht so zerbrechlich und durchsichtig wie das Gespenst eines Kindes. Ich wünschte, dass mich nicht alles Schöne so dermaßen fertigmachte, dass ich so viel Hässliches aufsuchen musste.

Die Clean-Time-Counter-App ist stolz auf mich. Ich bin seit fast zehn Monaten clean, und jetzt ist Dezember. Bald ein Jahr ohne etwas anderes als Pillen. Ich dachte lange, dass ich high gewesen sei und dass das Landen wehtue. Aber das Gegenteil ist der Fall. Ich habe unten gelegen, und beim Aufstehen wird mir schwindlig, das scharfe Licht sticht mir in die Augen. Als ich zu wenig gegessen habe und mir immerzu schwindlig war, wollte ich immer nur fallen. Und ab und zu ließ ich mich einfach los. Ich hätte mich irgendwo festhalten, mich setzen können. Aber das Fallen hatte etwas an sich, die Leute drängten sich mit erschrockenen Gesichtern um mich zusammen, hoben meinen leichten Körper hoch. Sahen, dass ich es wirklich nicht schaffte, das Gleichgewicht zu halten.

Nur fallen, in alle Ewigkeit.

Ich würde gern durch die Straßen gehen, ohne fallen zu wollen – oder zu *müssen*. Ich habe Lust, für Sigurd zu kochen und eine Portion zu essen, ohne gestresst zu werden, nicht zu warten, bis er eingeschlafen ist, damit ich endlich in die Küche gehen und die Schokolade essen kann, die ich ganz hinten im Schrank versteckt habe. Ich möchte gerne denken, dass mein Körper von mir nicht so gequält worden wäre, dass er automatisch das Bedürfnis hat, einen Fötus zu misshandeln, wenn ich mit Sigurd ein Kind bekommen sollte, dass an mir nichts Besonderes ist, außer, dass es ein wenig zu viel von dem scheinbar Guten wurde und einige schlechte Entscheidungen gab, dass es nicht erblich ist, dass die Krankheit nicht in der DNS sitzt.

Aber die NA-Sprache über »Charakterbrüche« trifft es nicht genau. Ein Bruch einer Rippe ist lokal und verheilt von selbst, es ist nicht dasselbe, als wenn das gesamte Skelett brüchig ist, porös, von Anfang an falsch konstruiert.

Sigurd war zur Probe. Er kommt nach Hause, zieht sich um, nimmt ein T-Shirt. Ich mustere wieder seinen Körper. Breite Schultern, keine sichtbaren Adern auf der Brust oder Einstichspuren an den Armen. Er hat ein einziges Mal Hasch geraucht. Trinkt sich ganz selten mal mit Kumpels einen Schwips an, zwei Glas Wein am Freitagabend. Er sagt, ich sei die Schönste und die Klügste und unsere Zukunft sei ihm wichtiger als meine Vergangenheit.

Womit habe ich das verdient.

Wir sind bei Bekannten von ihm zu einem Essen für Paare eingeladen. Die eine Frau ist Opernsängerin. In Kopenhagen ausgebildet. Sie ist brünett, nicht strahlend schön, eher niedlich, normal hübsch. Ich sehe es ihr einfach an. *Hingabe.* Die solide, stetige Eleganz, mit der sie den Platz einnimmt, den sie nun mal einnimmt, nicht mehr und nicht weniger. Dass sie nie geglaubt hat, Kontrolle sei, so wenig zu essen, dass man sich selbst auf dem Boden zusammenbrechen lässt.

Du bist auch Musikerin, nicht wahr?, fragt sie.

Ich war Solistin in einem Chor und habe auf Beerdigungen gesungen und an der Musikschule gejobbt, sage ich. Aber das ist zwei Jahre her. Ich studiere jetzt Musiktherapie.

Wie spannend, sagt sie und schüttelt den Kopf, lächelt. Und was willst du damit mal machen?

Ich setzte mich auf meinem Stuhl gerade hin.

Um ehrlich zu sein, sage ich, würde ich gern mit Drogenpatienten arbeiten. Ich hatte Probleme mit Drogen und musste umschulen. Ich möchte einfach weitergeben, was ich erkannt habe, nämlich dass man durch Musik gerettet werden kann.

Sie reißt die Augen etwas weiter auf.

Ihr Mann, ein Bühnenbildner, trinkt einen Schluck Wein.

Es ist doch ungeheuer beeindruckend, dass du den Ausstieg geschafft hast und anderen helfen willst. Wonach warst du denn süchtig?

Äh, Pillen, sage ich. Es fing mit einer Sehnenscheidenentzündung an, nachdem ich zu viel Klavier gespielt hatte ...

Sigurd sieht mich aus dem Augenwinkel heraus an.

Und Heroin, füge ich hinzu. Ich hatte angefangen, es zu rauchen, aber es hat meine Stimme ruiniert, und da habe ich es gespritzt. Brauchte einfach immer mehr.

Sie lächeln verkrampft. Gleich danach gehe ich ins Badezimmer, öffne eine Schublade, finde eine Packung Schlaftabletten, drücke zwei heraus und steckte sie auf dem Gang in meine Handtasche.

Als ich wieder ins Zimmer komme, reden sie über das Kulturbudget. Ich weiß, worum es geht, lese doch Zeitungen. Ich esse nicht zu schnell. Wasser nach jedem Bissen, Wasser nach jedem Schluck. Bin keine Mülljunkie, der alles misslungen ist, was sie sich vorgenommen hat. Reicht es schon, in der Oper zu singen, um mit Heroin aufzuhören? Ich habe mich aus der Gosse erhoben. Das ist eine verdammte Heldinnengeschichte. Mir ist nicht schwindlig. Es wird wunderbar sein, eine Tablette zu nehmen und zu schlafen.

Joakim wurde zweiundzwanzig. Er wollte nicht feiern, wollte lieber Kokain von meinem Körper lecken.

Willst du mich heiraten?, fragte er, als sein Kopf aus der Tiefe auftauchte.

Ich sah das magere Gesicht mit den riesigen Pupillen an, unser gemeinsames Grab hatte Platz darin.

Ja, sagte ich und küsste ihn, die Zunge prickelte vom Kokaingeschmack.

Er ging zur Küchenschublade, nahm das Silberpapier heraus, riss ein Stück ab und rollte zwei Ringe daraus. Dann gingen wir ins Wohnzimmer, dort war es am schönsten. Blieben stehen und sahen einander an. Das Dope wickelte mich ein wie ein Brautschleier. Ob ich ihn lieben und ehren wolle, ihm die Treue bewahren und an seiner Seite stehen, bis dass der Tod uns scheide? Natürlich. *It's my wife and it's my life.*

Bis dass der Tod uns scheide, sagte Joakim.

Bis dass der Tod uns scheide, sagte ich, und er schob mir den Ring auf den Finger.

Immer wenn ich einen Soloauftritt hatte, zog Joakim einen Anzug an. Und auch, wenn ich mit einem Amateurchor in einem Seniorentreff auftrat. Nachdem ich das Solo in *Pie Jesu* gesungen hatte, erzählte er mir, dass er als Kind angefangen hatte, Musik zu hören, um etwas anderes zu hören als das Knallen in seinem Kopf. Seine Kumpels hatten Nas' *I can* eingelegt, und er war auf das Sampling von *Für Elise* im

Hintergrund abgefahren. Er hatte angefangen, heimlich klassische Musik zu hören, hatte irgendwie mehr Angst, dass sein Vater ihn dabei erwischte als bei Pornos. Mit sechzehn hatte er begonnen, in einer Band zu spielen, wusste nicht, ob das Ohrensausen von der Lautstärke bei den Konzerten kam oder von den Schlägen des Vaters in seiner Kindheit.

Es ist so verdammt still, wenn es knallt, sagte Joakim. Wenn ich ein plötzliches Geräusch höre, wenn ich zum Beispiel ein Stück höre, das ich noch nie gehört habe, und nicht weiß, dass es darin ein abruptes Geräusch gibt, dann fahre ich zusammen, stürze zu Boden und bin wieder fünf Jahre alt, und Papa schlägt auf mich ein, und alles wird still.

Joakim, sagte ich, ich möchte dich so gern trösten, aber ich weiß nicht, wie ich das machen soll.

Dann ging ich zu der Schublade, in der Pulver und Folie lagen. Ging hin und holte beides heraus, er setzte sich im Bett auf, ich knipste das Feuerzeug an, er sog ein. Ließ sich von mir mit Pulver stillen.

Ab und zu, sagte er, frage ich mich, ob du mich von den Drugs trennen kannst. Dann denke ich, dass ich dich auch nicht von der Musik trennen kann und dass es wahrscheinlich dasselbe ist.

Ewige Ruhe gewähre ihnen. Das *Requiem* von Faurès kommt so nah an das Geräusch von Heroin heran wie sonst nichts. Dass Sterben keine Leere ist oder ewige Pein, sondern eher, dass der Himmel existiert, solange man ein Paar Kopfhörer oder eine Tüte mit Pulver hat.

Wenn ich gerade ausreichend angeknallt war, befand ich mich zwischen schlafen und wach sein. Ich konnte im Bett liegen, unfähig, die Augen zu öffnen, und dennoch bei Bewusstsein – durchsichtig wie das Morgengrauen draußen, wenn nicht mehr Nacht ist und noch nicht Tag. Wenn ich wieder da war, bestand das Problem darin, durch das beschlagene Fenster klar zu sehen, was ich getan hatte, was ich zu tun hatte, wo ich war.

Wenn ich auf Heroin war, befand ich mich außerhalb der Zeit, aber auch das war Zeit. Zeit, in der ich nicht ans Telefon gehen konnte, nicht in den Laden, natürlich nicht zur Arbeit oder zu einer Verabredung. Zeit, die in Folie gewickelt war, in Rauch gewickelt, in die rosa Babydecke gewickelt.

Wenn ich mehr als ein- oder zweimal pro Woche Heroin rauchte, passierte etwas mit meiner Stimme. Die verschwand sozusagen, wurde grau. Also durfte es höchstens zweimal sein. Wenn du einen Typen liebst, rufst du ihn nicht zehnmal pro Tag an. Dann verlierst du ihn. Du gibst von dir selbst und nimmst von ihm, in genau abgemessenen Dosen, sodass ihr die Leidenschaft nicht verbraucht, sondern sie streckt, damit sie für Jahrzehnte reicht, ihr seid einander nah, seid einander fern. Die Scheidungsquote liegt bei fünfzig Prozent. Du sollst also nicht Ja zu dem Menschen sagen, den du liebst, dich *all in* fallen lassen, sondern die Sache lauwarm und schön bei vielleicht halten.

Wenn ich auf der Karl Johan an Junkies vorbeiging, blieb ich stehen, kaufte die Zeitschrift =*Oslo*, redete ein bisschen mit ihnen. War das liebe, brave Westendmädel, das von nichts eine Ahnung hatte. Sagte ihnen natürlich nicht, dass ich selbst rauchte. Zum einen, weil das keine Rolle spielte. Zum anderen, weil es verdammt arrogant gewirkt hätte. Einem Alkoholiker gegenüber prahlst du nicht mit deinem Weinprobenclub.

Ich ging vorbei an einer Frau, die =*Oslo* verkaufte, hatte es ein bisschen eilig, aber dann blieb ich stehen und drehte mich um. Sie sah nicht schlimmer aus als die anderen Junkies. Aber ihre wunderschönen langen blonden Haare machten es trotzdem schlimmer.

Verdammt, sagte sie, was bist du hübsch. Bist du Model?

Danke, sagte ich. Nein, ich bin zu klein.

Und ich war zu groß, sagte sie und lächelte, jetzt sah ich, dass ihr am Rand des Lächelns ein Zahn fehlte.

Ich lachte.

Weißt du, sagte sie. Ich hab mal ausgesehen wie du.

Fehlt es dir?, rutschte es mir heraus.

Weiß nicht. Es war mit ganz schön viel Scheiß verbunden.

Zu Hause bei Joakim legte ich die Zeitschrift auf einen Bücherstapel und sagte, eine Verkäuferin habe mich für ein

Model gehalten. Niemand würde mich doch für ein Model halten, wenn ich ein echtes Problem hätte.

Joakim streichelte über meine Haare.

Ich glaube, es gibt nur ein einziges Schicksal, das schlimmer ist, als schön und begabt zu sein, sagte er. Nämlich, es nicht zu sein.

Es war an einem Abend, an dem wir unterwegs gewesen waren, egal wie viel ich trank, es war einfach nicht genug, nicht einmal, als der Barmann mir nichts mehr geben wollte. Joakim stützte mich auf dem Heimweg, ich nahm eine fast leere Whiskyflasche aus dem Schrank, trank den Rest aus. Ich dachte, *jetzt passiert es,* alles würde verschwimmen, alle Grenzen würden fallen, jetzt würde er mich durchschauen, alles würde zum Vorschein kommen. Ich öffnete das Gefrierfach, wusste, wohin ich wollte, holte eine Packung Vanilleeis heraus, nahm einen Löffel voll. Dann zwei, zehn, hielt die Packung mit der einen Hand fest, während ich aß, als ob er sie mir jeden Augenblick wegreißen könnte. Das Königreich war über mir, unter mir, in mir, weiß und weich und glatt, so klar, so kalt, dass ich im Haus immer dicke Pullover tragen musste, sogar im Sommer, und draußen Webpelz. Das alles würde ich Joakim erzählen. Es gehörte nicht mehr nur mir. Ich ließ ihn durch die Eisentore herein in die Schneelandschaft, wo es so kalt war, dass man zu Eis gefrieren oder einfach über dem Boden schweben konnte, ohne im Schnee Spuren zu hinterlassen.

Als die Dose leer war, lief ich auf die Toilette. Brauchte nicht einmal die Finger in den Hals zu stecken, Suff und Übelkeit ließen alles von selbst herauskommen, und danach sank ich auf dem Boden in mich zusammen. Joakim kam herein, zog ab und legte sich neben mich, streichelte meine Haare.

Wie lange warst du mit allem allein?, fragte er, und ich sagte, dreitausendzweihundertfünfundfünfzig Millionen Kalorien, ich meine, sieben Jahre.

Dein Leiden ist so rein, sagte Joakim. Nicht besudelt von brutalen Vätern oder Müttern, die dich im Stich gelassen haben. Es ist sich selbst genug. Ein Grundstoff.

Ich war bei Oma zum Essen eingeladen. Hatte am Morgen ein Viertelgramm geraucht, es fehlte mir an nichts. War wieder nüchtern, aber nicht shaky, hatte eine Xanor genommen. Mama war schon da, sie kam heraus auf den Gang und ließ mich rein. Sah mich an, als ob sie nach etwas suchte.

Elise, sagte sie. Hast du was mit deinem Gesicht gemacht?

Ich hatte in meinem Gesicht keine Veränderung gesehen, aber Mama hatte etwas Farbe verloren und sah ein wenig verhuscht aus.

Bisschen müde vielleicht, sagte ich.

Arbeitest du viel, Herzchen?

Ja, im Moment ist es arg viel.

Vergiss nicht, auf dich aufzupassen.

Ich schaffte es, eine Kartoffel und ein Stück Fisch zu essen, es war nicht wie früher, als ich das Essen angesehen, daran gerochen, kleine Bissen genommen und eine Ewigkeit darauf herumgekaut hatte, um sie dann in die Serviette zu spucken und die Serviette anzusehen, voller Abscheu und Sehnsucht. Es war einfach, als ob jemand Pappe auf meinen Teller gelegt und gesagt hätte, ich solle das jetzt essen. Ich nahm mir ein Glas Wein.

Du bist wieder so dünn geworden, sagte Oma. Und isst so wenig. Ist das diese schreckliche Krankheit?

Ja, sagte ich, vielleicht ein bisschen.

Schau her, sagte sie und zog einen Tausender aus der Brieftasche. Hier ist etwas Geld. Kauf dir was Schönes.

Danach ging ich ins 7-Eleven und kaufte Kaugummi. Teilte den Tausender auf in einen Fünfhunderter, zwei Zweihunderter, einen Fünfziger, ein Zwanzigkronenstück und ein Zehnkronenstück. Ich gab Hat Alles die Scheine und die Kronenstücke. Kaufte Dope dafür. Aber es war nicht mehr Omas Geldschein.

Eines Tages wachst du auf und bist süchtig, schreibt William Burroughs in *Junkie*. Bei mir war das nicht so. Es kam schrittweise, und hundertmal hätte ich umkehren können. Es gab nicht die eine Line, die ich sniffte, signierte und überschritt, es waren viele. Lange Zeit konnte eine Woche vergehen, ohne dass ich etwas merkte. Dann bekam ich eine leichte Erkältung, wenn ich einige Tage ohne war, und mir tränten die Augen. Wenn ich eine Pause machte, ging es mir schlecht, aber es war nicht die Welt, es war absolut auszuhalten. Wenn das hier Entzugserscheinungen waren, dann waren sie nichts, wovor man Angst zu haben brauchte. Wie ein erweiterter Kater. Dann fing ich von vorn an. Wenn ich eine Pause machte, kam wieder diese Erkältung. Warum sollte ich diese Pausen eigentlich einlegen, wenn es mir dann schlecht ging. Ich hatte doch alles im Griff.

Ich fing den Tag nicht mit Heroin an, dann hätte ich das Gefühl gehabt, süchtig zu sein. Ich fing mit Pillen an. Sie waren wie Schneeflocken auf der Zunge. Zerkrümelten, schmolzen. Ich war gewarnt worden, als ich klein war, aber wieso Schnee schmutzig sein konnte, wo er doch so leicht und weiß war, habe ich nie verstanden. Ich begriff nicht, wieso Pillen ein Problem sein könnten. Man bekam sie doch beim Arzt. Auch nicht, wieso Opiate ein Problem sein sollten. Die wurden doch als schmerzstillende Mittel eingesetzt. Und dafür, dass ich nichts empfand, hatte ich verdammt arge Schmerzen. Musste sie loswerden. Es war nur Medizin.

Mama überwies Geld, aber das gleiche Geld reichte für immer weniger. Ich rief sie an.

Ich wollte fragen, ob ich ein bisschen Geld leihen könnte, sagte ich.

Aber ich hab doch gerade erst überwiesen, sagte Mama.

Schon, aber also – ich brauche Geld für Lebensmittel, sagte ich. Im Moment verdienen wir elend wenig.

Ja, aber, Elise, sagte Mama.

Die Alternative wäre, dass ich gar nichts esse.

Mama schickte mehr Geld.

Ich besuchte Oma wieder, erzählte, wie wenig mit Musik zu verdienen war, sie servierte im Garten Kaffee und gab mir einen Tausender. Ich trank den Kaffee, ging zur Toilette, nahm einige Schlaftabletten aus einer Packung auf ihrem Nachttisch, noch einen Tausender aus ihrer Brieftasche. Rief Mama an, die Aufträge blieben aus, bei Joakim sei die Miete erhöht worden, die Waschmaschine habe ihren Geist aufgegeben, Joakim habe seine Brieftasche verloren, meine Winterstiefel seien gerissen. Steckte eine Hand in Cecilies Tasche, nahm wieder Pillen aus einem Badezimmerschrank, unglaublich, wie viele Leute im Badezimmerschrank Pillen liegen haben, wie sie damit umgehen. Konnte einen Tausender von Cecilie leihen, gab ihn nie zurück, und sie bat nie darum, konnte tausend von anderen leihen, die das Geld zurückforderten, ging nicht mehr ans Telefon, schrieb vielleicht eine SMS: Ich rufe bald an. Mama schlug ein Treffen zum Mittagessen vor, ich wusch mir die Haare und zog eine Bluse an, die sie mir gekauft hatte, als ich vierzehn war, sie öffnete die Handtasche, nahm einer 25er-Packung Sobril heraus.

Ich habe einfach gesagt, dass ich Angst vorm Fliegen habe, und da hab ich ganz viele bekommen. Ich brauch sie ja nicht. Das ist doch besser, als auf der Straße zu kaufen, meinst du nicht?

Doch, sagte ich, natürlich, viel besser.

Ich hatte einen Soloauftritt und musste ganz besonders auf meine Stimme achten. Ich nahm nichts, als ich aufstand, zog nur ein paar Pulverkörner ein, die auf dem Küchentisch lagen. Das Gesicht im Spiegel hatte Adern, die an den Schläfen vorstanden. Ich bin ja hässlich, dachte ich. Das hatten sicher Millionen von Frauen vor mir gedacht, aber die hatten nicht so hart dafür gearbeitet.

Ich trank zum Frühstück gekochtes Wasser mit Ingwer, reinigte meine Stimme, machte zwischen den Pillen Gesangsübungen. Der Chorleiter hatte gefragt, ob ich rauchte, das trockne die Stimme aus, gebe ihr geringere Flexibilität.

Ich rauche nicht, sagte ich. Aber mein Freund raucht, und ich wohne bei ihm. Vielleicht greift das auf mich über, auf meine Lunge. So wie Passivrauchen.

Du musst aufhören, wenn du eine Zukunft als Sängerin haben willst.

Aber ich rauche doch nicht, sagte ich.

Für dieses Konzert finden wir keine neue Solistin mehr. Aber du musst das, was gerade mit deiner Stimme passiert, in den Griff bekommen, sagte der Chorleiter.

Ich nahm eine der Morphinpillen, die ich von Joakim bekommen hatte. Es dauerte zwei Stunden, bis sie wirkten. In den Tabletten waren Teilchen, die das Morphin langsam ins Blut entließen, wie kleine Pfeile. Ich wartete darauf, dass die Pillen von innen an mir kratzten. Ich ging zur Probe, ich war die Beste, die Einzige. Am späten Abend kam eine SMS, sie hatten doch noch eine andere Solistin gefunden.

Na gut, meine Stimme wurde trocken und flach. Das *Leben* ist trocken und flach, nur damit ihr's wisst. Unmöglich, dass ich meine Gesangskarriere durch eine kleine Unsitte ruinieren könnte, die mir noch dazu gut stand. Ein Junkie wird immer mehr zu einer Art Fötus, grau und mager und total abhängig von der dünnen Schnur, die ihn am Leben hält. Nicht dass ich Junkie gewesen wäre, natürlich. Ich war Tinker Bell, die Heroin rauchte. Silberflügel und Silberpapier, eingehüllt in Sternenstaub oder Rauch, was war schon der Unterschied. Ich würde es schaffen. Ich könnte noch immer umkehren, es war schon zu spät.

Ich stand vor dem Haus von Mama und Papa. Der Mond schien, das Haus sah so klein aus. Wie ein Puppenhaus, wo ich auf- oder runtergewachsen war. Ich hatte den Schlüssel in der Hosentasche, in der Handtasche, in einer anderen Tasche. Endlich fand ich ihn. Papa war verreist, das hatte ich gehört, das hatte ich gesehen, das hatte ich gehofft. Ich wusste, wo er genug für dreizehn, vierzehn Gramm Heroin hatte, es war doch nur geliehen.

Ich schloss die Tür auf. Meine Schritte waren nicht zu hören, hatte ja keinen Leib, wusste nicht, wie viel die Seele wog, ob ich überhaupt eine besaß.

Die teure Leica-Kamera lag in seiner Schreibtischschublade. Rauschgiftsüchtige bestiehlt ihre Eltern. Alles, was ich geworden war, ließ sich in vier Wörtern zusammenfassen. Vier wie Viertel. Ein sattes Viertel. Ich öffnete die Schublade, nahm die Kamera heraus.

Plötzlich lag eine Vase auf dem Boden.

Plötzlich hörte ich Schritte.

Elise?, fragte Mama.

Sie stand im Morgenrock in der Türöffnung und starrte mich an.

Hallo, genau, sagte ich, ich bin nur zu Besuch.

Die Uhr an der Wand zeigte fünf nach vier.

Ich hielt noch immer die Kamera in der Hand.

Ich wollte bloß ein paar Bilder machen, sagte ich. Schöne Bilder. Ich wollte die Kamera zurückbringen – morgen früh.

Es ist schon morgen früh, sagte Mama.

Beim ersten Schuss dachte ich, ist gut so, jetzt habe ich alle Grenzen überschritten. Zwischen richtig und falsch, mein und dein, legal und verboten, was ist der Unterschied zwischen der Innen- und Außenseite der Haut. Und Joakims absolute Grenze.

Ich könnte niemals fixen, sagte Joakim, ich bin kein Junkie.

Aber das Dope auf dem Silberpapier verschwand einfach wie nichts, waste, waste, waste, und wenn ich in meinem Leben von etwas genug hatte, dann von waste. Alles, was ich gewesen war, löste sich auf und flog aus dem Fenster – sollte ich den Rausch auch weiterhin wie einen Vogel davonfliegen lassen? Nein. Ich wollte es so konzentriert wie möglich spüren, scharf und treffsicher wie eine Nadelspitze. Ich ging ins Netz, fand einen Thread in einem Freakforum, wo es ums Heroinfixen ging.

Haben Sie Spritzen?, fragte ich die Frau in der Apotheke, so leise ich konnte.

Sie sah mich an.

Die sind für meinen Typen, sagte ich, der ist total fertig. Schafft es nicht mal, selbst loszugehen und welche zu kaufen.

Sie sah mich wieder an.

Welche Größe?, fragte sie.

Gibt es da einen Unterschied?, fragte ich und schaute auf meinem Handy im Freakforum nach.

Hi! You've been clean 10 months and 2 days, steht in der App. Ich liege bei Sigurd auf dem Sofa und beschäftige mich mit dem Arbeitsbuch der Narcotics Anonymous.

Laura hat gesagt, dass sich nicht alle eine Entschuldigung von mir wünschen. Ruf *sie* nicht an, die Mutter, sagte Laura und erinnerte mich daran, worum es beim neunten Schritt ging. Dass man sich bei Menschen entschuldigen soll, die man verletzt hat, aber nur, wenn sie das nicht noch mehr verletzt. Und das kann gut sein. Wenn ich sie anrufe. Aber ich muss immer daran denken. Ich suche mir die Nummer im Telefonbuch heraus.

Hallo?, fragt eine Frauenstimme.

Hallo, sage ich und stelle mich vor. Mein Name sagt Ihnen vielleicht nichts ...

Nein, tut mir leid?

Ich war das, die auf der Beerdigung Ihres Sohnes gesungen hat, sage ich.

Sie schweigt.

Warum rufen Sie an?

Ich rufe an, weil ich die Schritte im Programm der Narcotics Anonymous mache, und jetzt habe ich den neunten Schritt erreicht, wo ich die Menschen um Entschuldigung bitten soll, die ich verletzt habe, als ich aktiv süchtig war. Und ich möchte von ganzem Herzen um Entschuldigung dafür bitten, dass ich so dermaßen zugedröhnt war, als ich auf der Beerdigung Ihres Sohnes gesungen habe.

Sie ist noch immer still, ich höre sie schlucken, ehe sie sagt:

Meine Liebe, das war schrecklich. Wirklich. Ich war damals so wütend. Sie haben die Beerdigung meines lieben kleinen ... Sie haben sie ruiniert, aber dann verging die Zeit, und ich musste Wut und Bitterkeit überwinden. Und dann dachte ich an Sie. Das schmächtige, hübsche Mädchen mit der wunderbaren Singstimme, trotz allem. Sie wirkten so krank, so unendlich zerbrechlich – so kurz vor der endgültigen Zerstörung. Und jetzt rufen Sie an, und ich bin so froh, dass Sie das alles hinter sich haben und dass Sie am Leben sind.

Sie fängt an zu weinen.

Es war grauenhaft, sagt sie. Wie sehr müssen Sie gelitten haben, um in einer solchen Situation unter Drogen zu stehen. Ich weiß es wirklich zu schätzen, dass Sie angerufen haben. Ohne die lebensgefährlichen Rauschmittel. Singen Sie immer noch?

Ich war seit fast zwei Jahren mit Joakim zusammen. Schminkte mich, bevor ich auf der Beerdigung singen würde, wusch alles ab, machte noch einen Versuch. Wusste nicht, ob es besser wäre, den Schwerpunkt auf die Lippen oder auf die Augen zu legen, um das zu verbergen, was in meinem Blick nicht vorhanden war. Ich bedeckte die dunklen Ringe unter den Augen mit Concealer. Ich ging zur Pillenschublade, nahm eine kleine blaue Valium heraus.

Nach einer halben Stunde war alles normal. Brauchte nichts anderes. Brauchte kein Heroin, ich war ja nicht süchtig, konnte bis nach dem Job warten. Wusste nicht, weshalb ich in der Brieftasche eine Tüte Pulver hatte, lief einfach nur damit herum. Es kam doch sicher vor, dass man in der Brieftasche Sachen hatte, die man nie im Leben benutzen würde, den Bibliotheksausweis benutzte ich ja auch nicht. Stieg aus dem Bus. Schaute beim Kiosk vorbei und kaufte mir einen Cuba-Schokoriegel. Der könnte sich nützlich machen, wenn ich niedrigen Blutzucker hätte. Hatte wenig gegessen in letzter Zeit, so gut wie nichts.

Ich ging in die Gamle-Aker-Kirche, drinnen war es drückend und düster, drückender und düsterer als die Steinmauern. Eine Frau stand vor dem Pastor und weinte. Das war sicher die Mutter. Sie war fast so dünn wie ich. So dünn wurde man also von Trauer.

Ich ging auf die Toilette, um in den Spiegel zu sehen. War ich wirklich dünner als die trauernde Mutter, oder waren wir gleich dünn? Der Junge war gerade sechs gewesen, ich hatte das Bild auf dem Totenzettel gesehen, den blanken Schädel, den leeren Blick. Es war so seltsam, bei Beerdigungen zu singen, es war kein Konzert, du solltest nicht glänzen, solltest sie nicht mit dem Gesang *erheben*, aber zugleich sollte der Gesang irgendetwas *füllen*, und hier und jetzt sollte ich versuchen, das Fehlen von einem kleinen Kopfabdruck auf einem Kissen zu füllen. Wie sollte *ich*, die ich so leer war, deren größtes Ideal die Leere war, einen Leerraum füllen können? Ich wickelte die Cuba-Schokolade aus, warf sie in den Papierkorb und faltete das Silberpapier auf dem Klodeckel auseinander. Öffnete die Tüte mit dem Dope, setzte mich aufs Klo und knipste das Feuerzeug an, *was* bin ich, dachte ich.

Ich sang Bjørn Eidsvåg, ich hatte das Gefühl, dass zwischen mir und dem Publikum eine Haut lag, aber ich hielt durch, brachte es zu Ende.

Gib ihnen ewige Ruhe, Herr / Halte die Kerze hoch, damit sie den Heimweg finden.

Der Vermittler dieser Beerdigungsjobs, Alf, rief mich an, bat mich zu einem Gespräch. Ich hatte Bauchschmerzen, ich wusste nicht, ob es die Nerven waren oder die Nachwirkungen vom Dope, aber es ließ sich jedenfalls mit einer Valium und einem Viertelgramm in Ordnung bringen. Sicher auch mit weniger. Einige Male waren die sogenannten Viertel nur 0,2 Gramm. Die Küchenwaage, mit der ich den Cottage Cheese abgewogen hatte, konnte so geringe Gewichtsmengen nicht anzeigen. Ich würde größere Mengen kaufen und abwiegen müssen.

Was da passiert ist, ist eine sehr ernste Angelegenheit, sagte Alf, als ich vor ihm saß und wusste, dass es mir irgendwo tief unter dem Rausch sauschlecht ging, aber dass es mir auch direkt mittendrin saugut ging.

Ich kann dich natürlich nicht wieder engagieren.

Nein, sagte ich, natürlich nicht.

Aber du brauchst doch Hilfe?, fragte er. Da du keine feste Arbeit hast, ist die Drogenhilfe der Gewerkschaft keine Alternative, aber du solltest wohl mal mit deinem Hausarzt sprechen und dich in eine Entzugsklinik überweisen lassen?

Schon, aber ... ich habe ja eigentlich kein Drogenproblem, sagte ich.

Ich kann mir nicht vorstellen, dass man bei der Beerdigung eines Sechsjährigen im Drogenrausch singt, ohne ein Drogenproblem zu haben.

Okay, sagte ich, mir sind schmerzstillende Mittel gegen Sehnenscheidenentzündung verschrieben worden. Paralgin Forte. Die Sehnenscheidenentzündung habe ich bekommen, weil ich jeden Tag viele Stunden Klavier gespielt habe. Jedenfalls, das hat wehgetan. Und dann habe ich die Dosis erhöht. Fand es ein bisschen zu toll. Um die Schmerzen zu dämpfen, meine ich. Der Arzt hatte zu viel verschrieben. Und eines Tages hatte ich plötzlich keine Schmerzen mehr, aber ich brauchte den Rausch. Das ist genetisch, glaube ich, wir haben Alkoholprobleme in der Familie, das war mir immer schon klar, habe versucht, vorsichtig zu sein. Aber dann habe ich es mit dem Paralgin Forte übertrieben. Codein wird im Körper in Morphin umgewandelt, nicht wahr. Und um zur Arbeit zu gehen, um nicht zu zittern und zu schwitzen und mich zu erbrechen, brauchte ich etwas. Aber kein Arzt wollte mir noch Morphinpräparate verschreiben. Also wurde es Heroin. Das ist dasselbe, nur in der Straßenvariante. Pulver statt Pillen. Oder fast dasselbe. Ich verstehe nicht, was da passiert ist.

Meine Silberzunge lief von ganz allein. Er hob die Augenbrauen, sichtlich beeindruckt von irgendetwas. Ich bekam ein Gramm für den Job.

Ich ging zum Vorsingen, Solistin in Mozarts *Requiem*, und ich sah, dass sie mich schon beim Reinkommen anstarrten, obwohl ich weniger als ein Viertel genommen hatte. Es war seltsam, so leicht im Leib zu sein und so viel Schwere in den Blicken zu sehen. Ich hatte gerade mit der ersten Strophe angefangen, aber während ich dort stand, wusste ich, dass ich irgendetwas fakte, aber ich wusste nicht, ob es *Sängerin* oder *Junkie* war.

Papa sagte, wenn ich nicht aufhörte, wolle er mich nicht mehr sehen. Und es komme jedenfalls nicht infrage, mir noch mehr Geld zu geben.

Aber was ist die Alternative?, fragte Mama. Ich begreife nicht, was er sich denkt, will er dich denn gleich auf die Straße schicken, ohne etwas, wovon du leben kannst?

Ich werde mein Leben in Ordnung bringen, sagte ich. Und Joakim, seine Band, die sind so gut, du solltest mal die letzten Stücke hören. Wir schaffen das, hilf mir nur über diesen letzten Hügel.

Mama meldete sich zu einem Beratungskurs für Angehörige von Drogenabhängigen an. Sie meldete Papa zu einem Beratungskurs für Angehörige von Drogenabhängigen an. Im Kurs sagten sie, ich müsste ganz unten angekommen sein, ehe irgendwer mir helfen könnte. Dass die Angehörigen die »Tür schließen« müssten. Es geht darum, nicht coabhängig zu werden, sagte Mama. Als ob in einer Familie etwas passieren könnte, das nicht mit allen passiert. Papa sagte, es wäre vielleicht das Beste, alle Bindungen zu kappen, er wurde ganz still, ist schon in Ordnung, dachte ich, für ihn in Ordnung, für mich in Ordnung. In Ordnung in Ordnung in Ordnung.

Ich nahm eine Rivotril.

Der kapiert verdammt noch mal gar nichts, sagte Mama. Ich hatte sie noch nie fluchen hören. Will er denn, dass du dich prostituierst, will er, dass du stirbst? Bin ich schwach, weil ich versuche, dich am Leben zu erhalten?

Mama richtete einen Dauerauftrag ein, um mir nicht ständig etwas überweisen zu müssen.

Heroin ist auf mehr als nur eine Weise ein *Downer.* Joakim lag meistens mit dem Rücken zu mir im Bett. Nicht dass ich Lust gehabt hätte, aus seinem Schwanz kam ja kein Pulver. Wir lagen einfach nur im Bett, jeder in seiner chemischen Euphorie, er war noch weiter weg von mir als das Rivotril auf dem Nachttisch, zu dem die Hand auszustrecken ich mich nicht aufraffen konnte.

Ich hatte die Nummer des Drogennotrufs gespeichert. Jedes Mal meldete sich dort derselbe Typ. Ich fragte, wie viele Kalorien ein Kronkorken voll GHB habe. Er sagte, das wisse er nicht. Aber er sagte, Alkohol habe jedenfalls Kalorien, und ich sollte keinesfalls mischen, das könnte zum Atemstillstand führen. Er fragte nach meiner Beziehung, nach dem Singen. Ich sagte, das sei schwierig. Ich fragte, ob es üblich sei, dermaßen im Mund auszutrocknen, dass es schwierig würde, dem Liebsten einen zu blasen, eigentlich uninteressant, ich hatte das schon lange nicht mehr über mich gebracht. Am anderen Ende der Leitung folgte eine kleine Pause, dann sagte er, ich sollte vielleicht vorher Wasser trinken. Was ist mit Alkohol, fragte ich, nein, Alkohol und Opiate darfst du nicht mischen, sagte er noch einmal. Darf ich Alkohol mit Einsamkeit mischen, fragte ich und fing an zu weinen, und er sagte, es höre sich an, als hätte ich das bereits getan.

Ich wurde wach, es war ein Sonntag, ich hörte die Kirchturmglocken. Joakim lag neben mir, total weggetreten, hatte mir den Rücken zugekehrt. Ich war nicht mehr in der Kirche gewesen, seit ich auf dieser Beerdigung gesungen hatte. Ich zog Jacke und Schuhe an, ging raus, er schlief noch immer. Ich schlurfte durch den Schnee, die Kirchturmglocken klirrten wie kleine Münzen in einer Tasse. Es lag eine graue schmutzige Plastikfolie zwischen mir und Gott, mir und den Bäumen, mir und dem Himmel.

Ich bekam ein Gesangbuch und setzte mich nach ganz vorn. Ich brauchte einen Schuss Liebe. Auf der harten Kirchenbank, die mir in die Gesäßknochen schnitt, saß ich in Gottes Armen, und ich wusste nicht, ob es der Herr oder das Heroin war, aber es war weich wie die Hölle. Überall in der Kirche waren Kinder. Wahnsinnig viele Kinder.

Heute haben wir also Familiengottesdienst, sagte der Pastor. Es ist schön, so viele verschiedene Generationen zu sehen.

Ich versuchte, die Augen offen zu halten. Viele Generationen. Da war das kleine Mädchen, die, die sich um mein Herz gewickelt hatte. Der Teenager, der den Mund verschloss, sodass das Herz schrumpfte und nur noch Platz für sich selbst hatte, wenn überhaupt. Und die mit einem Herzen, das im neunten Leben noch immer schlägt.

Jetzt können alle zum Altar kommen und sich im Kreis hinsetzen, sagte der Pastor, und ich dachte, natürlich könnte ich das auch, ich war ja wohl nicht schlechter, weil ich Junkie war, im Gegenteil. Jesus liebte doch solche wie mich. Also trottete ich zum Altar und ließ mich in den Kreis sinken.

Jetzt lesen wir aus einem Buch mit vielen Bildern, sagte der Pastor. Es heißt *Das verschwundene Schaf.*

Ich saß auf dem Kirchenboden, dass solche Böden so weich sein können, einfach sitzen, wie eine Jüngerin im Schneidersitz. Ich versuchte, mich auf den Pastor und den Kreis zu konzentrieren, damit mir die Augen nicht zu oft zufielen. Die anderen hatten offene Augen. Weit offene sogar. Große Augen, kleine unruhige Körper. Das sah ich, das registrierte ich, und dann – nach einer Weile – ging es mir auf. In diesem Kreis saßen nur Kinder und ich. Wenn ich jetzt aufstünde, würden alle es sehen, dass im Kreis der kleinen Kinder nicht nur eine Junkie saß, sondern eine scheinbar *erwachsene Frau,* und sich Schafsmärchen anhörte.

Und das Schaf war aus der Herde verschwunden, sagte der Pastor und zeigte eine Buchseite, wo ein Hirte verwirrt die Schafe zählt.

Das eine Schaf war verschwunden, wiederholte der Pastor. Und der Hirte konnte es nicht finden.

Das geht nie im Leben gut, dachte ich, der findet das Schaf nicht. Der Pastor zeigte Bilder, der Hirte stand plötzlich in einem unheimlichen Wald, die Bäume hatten alle möglichen Farben und streckten ihre Zweige in alle möglichen Richtungen aus, es war finster und kalt. Der Hirte musste zwischen Monstern und Fabeltieren suchen, und ich dachte: Was ist mit den anderen Schafen, was wird aus denen, während er unterwegs ist und sucht?

Aber da war das Schaf plötzlich wieder da, sagte der Pastor und zeigte ein Bild eines glücklichen Hirten, der dem Schaf entgegenläuft.

Die Kinder atmeten auf. Ich dachte, wenn ich zurück in die Bank gelangen wollte, ohne zu großes Aufsehen zu erregen, würde ich das letzte Abendmahl zu mir nehmen müssen.

Für den Rest des Gottesdienstes saß ich in der Bank, brachte es nicht über mich, bei den Chorälen aufzustehen. Ich saß in der Bank und sang.

Ich muss es einfach sagen, sagte die Frau neben mir. Sie singen wunderschön.

Danke, sagte ich, aber früher war ich besser.

Dann hörten wir die Kirchturmglocken, der Gottesdienst war zu Ende, es war vorbei.

Am Ausgang lag ein Haufen Steine. *Diese Steine sollen eure Lasten symbolisieren,* stand dort. *Nehmt einen Stein und legt ihn vor das Kreuz am Altar und denkt daran, dass Jesus alles entgegennimmt, mit dem ihr euch abmüht.* Ich nahm vier Steine. Ich ging zum Kreuz und legte sie hin. Da waren sie. Einer für die Familie und einer für Joakim und einer dafür, dass Gott mich im Stich gelassen hatte oder ich ihn, und einer für die Nadel und den Schaden, der angerichtet worden war. Ich ging zurück und nahm noch fünf Steine, trug jede einzelne Entschuldigung vor den Altar. Mein Körper fühlte sich so ungeheuer leicht an, als ich die Steine niederlegte. Ich ging zurück und holte noch mehr, füllte einige davon in meinen Pullover, um sie alle tragen zu können.

Ist alles in Ordnung mit Ihnen?, fragte eine Frau, die am Altar stand und aufräumte.

Äh, ja, sagte ich, wieso denn auch nicht.

Joakim hatte seit drei Monaten keine Miete bezahlt, und wir bekamen einen Brief vom Vermieter. Ich sah dem Briefumschlag an, dass er nichts Gutes enthielt, und das tat er auch nicht. Es war auch zu viel für Mamas Gesangsunterricht, der mich mit Dope fütterten. Am Ende sagte Mama, nun bleibe uns nichts anderes übrig, als zum Sozialamt zu gehen.

Mama hatte sich fein gemacht, mit Perlen um den Hals, und auch ihre Augen waren perlrund, als sie mich ansah. Obwohl ich fast nichts genommen hatte, jedenfalls nicht sehr viel, ich fühlte mich ziemlich okay, zog sie mich auf die Toilette.

Ich helf dir mal eben.

Sie fing an, mich zu schminken, wie damals, als ich klein war und Prinzessin sein wollte, und sie trug Rouge auf meine Wangen auf, sagte, ich sollte den Kopf heben, damit sie Mascara auflegen konnte.

Ich schaute zur Decke hoch, Leuchtröhre, grelles Licht, ich schloss die Augen.

Ich lass die Mascara weg, sagte Mama.

Sie zog eine Haarbürste aus der Tasche, fing an, meine Haare zu bürsten. Ich hörte, wie sie die Bürste durch meine verworrenen Haare zog, aber ich spürte nichts.

Die Sachbearbeiterin wippte auf ihrem Schreibtischstuhl hin und her und ging meine Kontoauszüge durch.

Es sieht doch aus, als hätte sie ein festes Einkommen, sagte sie.

Das ..., sagte Mama. Sie hatte Tränen in den Augen, worauf die Sachbearbeiterin wies, war ihr Dauerauftrag.

Ich hielt es für gescheiter, nichts zu sagen.

Elise braucht etwas, wovon sie leben kann. Möglicherweise finden andere es lustig, herzukommen, aber wir tun das nicht, weil es lustig ist, sagte Mama.

Das findet wohl niemand lustig, sagte die Sachbearbeiterin.

Als wir gingen, sah ich, dass Mama weinte. Wir gingen ins nächste 7-Eleven, sie kaufte einen Kaffee für mich und hob zweitausend Kronen ab, steckte sie mir in die Tasche, umarmte mich und flüsterte, pass auf dich auf, Herzchen. Dann wollte sie loslassen, da wollte ich nicht, dann wollte ich loslassen, da wollte sie nicht.

Wir müssen Schluss machen, sagte Joakim.

Was, sagte ich, willst du dich von mir trennen?

Nicht Schluss mit dir. Mit dem Dope. Ich habe mit Heroin geflirtet, sagte Joakim, aber es ist zu viel geworden, so verdammt zu viel, seit ich dich kenne.

Ach, cut the crap, sagte ich, das ist doch unser gemeinsames Leben.

Nein, aber ich – du willst in irgendetwas *hinein,* aber ich – ich will bloß weg. Ich sehe, wo es hingeht, ich will da nicht rein. Ich muss ... ich muss mit etwas Besserem anfangen. Jeden Tag trinken, um dem Heroin zu entgehen. Irgendwas.

Ich mache mit, sagte ich. Joakim begann mit Subutex. Ich lag im Bett, hatte Bauchschmerzen, schwitzte ziemlich viel, brauchte dringend was. Joakim rief Hat Alles an, und der brachte auch für mich Sub mit, es saugte winzige Entzugsmilligramm aus meiner Mundhöhle.

Borborygmes! Borborygmes!, schrieb der französische Dichter Valery Larbaud über die primitive Romantik, die im Magen von Liebenden grummelt. Joakim hatte mir dieses Gedicht mit seinem Schulfranzösisch vorgelesen.

Das Dope schlich sich aus den Körpern, unsere Mägen stülpten sich um und schrien. Wir kümmerten uns um sie, indem wir heißes Wasser in Limoflaschen füllten und die Flaschen im Bett wie Wärmflaschen über uns ausbreiteten. Uns gegenseitig streichelten und sagten, bald ist alles gut. Joakim rannte zum Klo, und gleich darauf musste ich hinstürzen und kotzen, und danach sanken wir im Gang auf den Boden und umarmten uns, in Tränen und Rotz und Schweiß.

Joakim lag den ganzen Tag im Bett – viel unbeweglicher, als wenn er gesund und normal vom Dope gewesen wäre und etwas hätte tun können. Er weinte und zitterte, manchmal konnte ich viele Minuten auf ihn einreden, ohne ihn zu erreichen. Er war ganz woanders, aber wenn ich fragte, wo, sagte er, er wisse es nicht. Er weinte im Schlafzimmer, er heulte wie ein misshandeltes Kind. Ich drehte die Musik voll auf, presste die Kopfhörer dichter an die Ohren, sie schlossen fast alle Geräusche aus, aber es reichte nicht, ich hörte ihn trotzdem, wusste nicht sicher, ob sich die Schreie in seinem Kopf befanden oder in meinem.

Alles kommt heraus, wenn man aufhört, Dope zu nehmen, sagte Joakim. Der ganze Scheiß erwacht wieder zum Leben. Ich bin so fertig, aber wir fangen nicht wieder mit Heroin an.

Ich konnte es nicht mit ansehen. Ich ging in den Alkoholladen und kaufte zwei Flaschen Gin, er trank und sagte, Alkohol sein in Ordnung, aber er wolle beim Dope nicht rückfällig werden. Was ist mit Hasch und Benzo?, fragte ich, doch, sagte Joakim, er war erschöpft, das ist in Ordnung. Also rief ich Hat Alles an und besorgte, was wir brauchten. Und wo er schon mal da war, kaufte ich auch Heroin. Ich musste das haben, um Joakims Entzugserscheinungen zu ertragen.

Ich musste es spritzen.

Ich brauche die ganze Ausrüstung, sagte ich in der Apotheke beim Hauptbahnhof. Fünf Pumpen, drei sechzehner Spritzen und zwei zwölfer.

Die Frau hinterm Tresen nickte nur, an mir war nichts Besonderes, einfach Junkie eben, von uns liefen hier mehr rum als alte Damen, die ein Blutdruckmittel brauchten.

Dornröschen sticht sich an der Spindel
When I put a spike into my vein
And I'll tell ya things aren't quite the same
Der Blutstropfen fällt auf den Boden
'Cause when the blood begins to flow
When it shoots up the dropper's neck
Und sie fällt fällt
When I'm closing in on death
Und schläft in einem Vakuum der Zeit
Then thank God that I'm good as dead
Und ihr Körper betrifft sie nicht
And thank your God that I'm not aware
And thank God that I just don't care

Du erntest, was du gesät hast. Ich stach die Nadel hinein, atmete tief ein, drückte durch. Dann knallte es. *Ja, da, ja, genau da! SMACK! BUMM!* Alles raste, wie ein Film, in dem die Farben explodieren, der Fernseher explodiert, der Boden brennt, die Wohnung brennt. Und ich konnte mich nicht rühren. Es ist wie Sex haben, während du in einem K-Hole liegst, die Sinne sind zehnmal verstärkt, dein Körper funkt in Ekstase einen Kurzschluss nach dem anderen, zugleich bist du katatonisch. Frag nicht. Ich hatte noch nie etwas so Gutes erlebt. Alles um mich herum stand in Flammen, das Feuer kroch über meine Haut, aber ich spürte es nicht. Am nächsten Tag lag ich in Asche, die Brandwunden juckten, ich erbrach rot. Zog einen Kapuzenpullover über, damit ich noch eine Packung Spritzen besorgen konnte, eine Flasche Pepsi Max gegen die Übelkeit und ein Rezept für Pillen.

Das Paradies ist nur für Opfer
Wir sind es, die injizieren
Ein Loch in den Himmel bohren
Die Euphorie erleben
Einige Stunden lang
Oder für immer

Ich liebe dich, sagte ich zu Joakim, als ich ihn im Flur sah. Ich würde für dich sterben.

Er sagte, es wäre ein größeres Kompliment, wenn ich für ihn leben wolle.

Dann begann Joakims Gesundwerdung. So hieß das. Sein Gesicht, das im vergangenen Jahr verschlossen und zusammengezogen gewesen war, öffnete sich, ich konnte es in den Augen sehen, das Wilde, das ihn zu den Drogen getrieben, den Willen, der ihn zum Aufhören gebracht hatte.

Er fing an, ein wenig zu arbeiten und mit der Band zu spielen. Wenn er morgens aufstand, ging er ins Badezimmer und entfernte die Schminke vom Vorabend, während ich im Bett lag und vor mich hin blubberte wie eine Lösung in einem Löffel. Konnte er nicht einfach gehen? Konnte er nicht einfach da sein, wenn er am selben Ort sein wollte wie ich, und verschwinden, wenn er etwas ganz anderes wollte.

Könnte ich nicht einfach alles, was ich von der Welt wollte, durch einen Zigarettenfilter ziehen, es in mich hineinsaugen und nur einen Blutstropfen zurücklassen.

H ist eine Zeitkapsel. Du wirst nicht jünger, wenn du fixt, du wirst nicht älter. Du bist nur oder bist nicht. Wenn du mit zwanzig anfängst und mit fast vierundzwanzig aufhörst und dich den fünfundzwanzig näherst, bist du also einundzwanzig. So gesehen ist es ein Jungbrunnen. Ich lernte bei der Therapie ein Mädchen kennen, das mit zwölf angefangen hatte. Sie sprach mit dünner Kinderstimme. Trug immer rosa, leckte an einem Lolly.

Ehe Sigurd nach Hause kommt, sitze ich am Klavier und klimpere. Denke an Joakim, daran, wie er Klavier gespielt hat, erst vorsichtig wie ein kleiner Junge und dann fast aggressiv. Die Erinnerungen an die Jahre, die wir gemeinsam hatten, sind pulverisiert. Ich versuche, das herauszufiltern, was nur Dreck ist, was den Blutstrom besudeln würde.

Vergangenheit ist Vergangenheit, sagt Papa, als ob man eine magische Axt zwischen Vergangenheit und Gegenwart schlagen könnte, als gäbe es keinen Zusammenhang dazwischen.

Du bist fertig mit dieser Vergangenheit, sagt Mama, jetzt bist du eine ganz andere.

Zugleich zuckt sie zusammen, wenn ich die Handtasche öffne, um eine Allergietablette herauszunehmen, wenn ich bei einer Verabredung drei Minuten zu spät komme, ruft sie an und fragt, wo ich bleibe, sie klopft an, wenn ich zu Besuch bin und etwas länger unter der Dusche stehe. Sie kann sagen, was sie will: Sie ist mit den Drogen noch nicht fertig.

Ich sehe Injektionsnadeln und leere Pillenblister auf dem Boden. Eine Zipptüte, ich bücke mich, sie ist verdreckt und vollkommen leer. Nicht ein Pulverkorn. Ein Knopf kann darin gelegen haben oder ein Schmuckstück. Ich scrolle bei Instagram, während ich auf den Bus warte, sehe, dass andere Menschen Bilder des Winternachmittags gepostet haben, es funkelt, es knistert. Die Bilder haben einen Filter, Sonnenuntergänge, extra golden. Wie brauner Zucker.

Du Scheißjunkie! Dieses Flüstern habe ich jetzt seit einer Woche im Ohr. Dauernd. *Hör nicht auf die anderen. Glaub nicht, dass du es schaffst.*

Und dann, sanfter, einschmeichelnder: *Du willst mich. Ich will dich. Wir gehören zusammen. Komm nach Hause, Geliebte, komm.*

Das Problem ist, dass die Stimme in meinem Kopf auf eine Weise redet, die ich viel zu gut verstehe, besser als all die Außenstehenden. »Gesundung«, »Weiterkommen«, »die Vergangenheit hinter sich lassen«. Was ist das. Die Vergangenheit liegt vor mir. Und Opiate eigenen sich hervorragend, um etwas klarzustellen. Wie dass du keine Chance hast.

Nur das Heroin hat mich bisher als Drecksjunkie ohne Zukunft bezeichnet.

Ich setze mich mit dem Zwölf-Schritte-Programm der Narcotics Anonymous hin und lese noch einmal über den neunten Schritt, der mich fragt, ob ich offen und bereit bin. Das bin ich doch total. Ich bin vollkommen bereit, Joakim zu treffen und um Entschuldigung zu bitten, dafür, dass ich in seiner Wohnung dauernd gestorben bin, dass ich Chaos angerichtet habe, ich schiebe es nur schon lange vor mir her.

Ich will auch für später um Entschuldigung bitten, wenn meine Spritzen im Badezimmer lagen, wie Schlangen, die zischten und ihn lockten, während er doch versuchte, auszunüchtern.

Im Mülleimer liegen Spritzen, sagte Joakim, als ob die anderswo liegen müssten.

Unsere Wohnung war zweigeteilt: Meine Opiumhöhle in Badezimmer und Küche, während er Wohnzimmer und Schlafzimmer hatte, um zu lesen und Gitarre zu spielen. Ich wollte im Bett liegen, wenn ich zugedröhnt war, aber Joakim verlangte, dass ich auf zwei Handtüchern auf dem Badezimmerboden lag. Und dass ich die Spritzen so tief im Mülleimer vergrub, dass er sie nicht sehen könnte. Dass ich selbst anfing, löchrig zu werden, porös wie Luftschokolade, kommentierte er nicht, nur wenn ich einen langärmligen Pullover anzog, sagte er: Der Pullover steht dir wirklich gut.

Ich will diesen ganzen Scheiß hier nicht rumliegen haben, sagte er. Ich dachte, wir wären uns da einig.

Der Scheiß hat uns davor gerettet, mit Yoga anzufangen, sagte ich.

Du stirbst, sagte Joakim. Du nimmst dir vor meinen Augen das Leben. Und dann reißt du Witze darüber. Das ist verdammt noch mal pervers.

Joakim wollte, dass ich aufhörte. Dass *wir* aufhörten, und solange ich das nicht tat, war auch er immer noch ein Junkie, selbst wenn er nichts nahm. Er wollte nicht der sein, der die Löffel schrubbte, die ich benutzt hatte, der mir nach einer Überdosis Naloxon-Nasenspray verpasste. Er ging jeden Tag in die Apotheke und bekam unter Aufsicht Subutex, deshalb konnte er mir welches besorgen, wenn ich das wollte.

Aber ich sah, dass der Eyeliner unter seinen Augen zu einem unregelmäßigen Strich geworden war, und manchmal, dass er verwischt und seine Augen rot waren. Ich sah, dass seine Erinnerungen, die sich früher in Rauch aufgelöst hatten, ihn nun ab und zu kotzen ließen, auch wenn er die Entzugserscheinungen längst hinter sich hatte.

Er sagte, ich könne seine alten Freunde übernehmen. Die seien Fundstücke, er sei fertig mit ihnen, ich könne einfach zugreifen. Nachmittags trank er gern alkoholfreies Bier, eine Flasche nach der anderen.

Was ist mit mir?, fragte ich. Warum bin ich noch immer hier, bin ich kein Fundstück?

Er sah mich aus zusammengekniffenen Augen an.

Ich habe es nicht so leicht wie du, sagte er, für mich ist nicht alles vollständig sinnlos.

Petter wohnte zu Hause bei seiner Mutter. Die Alternative war die Straße. Aber nun hatte er von seiner Großmutter ein paar Kronen geerbt und einige Leute ins Oslo Plaza eingeladen, das er für seine Erbschaft eine Woche lang in ein Drogennest verwandelte. Ich kannte ihn nicht, und Kim auch nicht. Wenn ich ihnen begegnet war, dann zu Hause bei Joakim. Aber kurz darauf lag ich in einem Doppelbett im Plaza und sah sie durch den Opiatnebel an, Petter auf dem Sofa, Kim neben mir im Bett. Alle waren grau im Gesicht und schwarz gekleidet, das Einzige, was leuchtete, waren Flamme und Löffel. Die Spritzen, die wir geteilt hatten, lagen auf dem Boden, sie waren wie wir, weggeworfen als Müll. Petters Freundin, Irene, kam herein.

Elise ist Mischjunkie, sagte Petter, und ich setzte mich halb im Bett auf:

Äh, nein, sagte ich, ich bin Sängerin.

Dann sank ich wieder in mich zusammen.

Es wurde geklopft, Petter schleppte sich zur Tür, schaute durch die Sicherheitskette hinaus, sagte, der Raum brauche nicht gesäubert zu werden. Alles sei doch ohnehin so sauber. Spritzen und Pillen. Wie in einem Krankenhaus.

Ich redete mir ein, ich könnte HIV erwischt haben. Nicht Hepatitis. Ich war noch immer ein Rockstar aus den Neunzigern oder ein Model, das mit einem Rockstar zusammen war.

AKSEPT hieß das Zentrum, wo ich einen Schnelltest machen konnte. Genau das hatte ich gedacht, als ich das schöne rosa Gebäude betrat, ich würde akzeptieren, dass ich zerstört war, infiziert, eine Krankheit.

Ich saß im Wartezimmer, das Heroin hielt mich ruhig, aber ich hatte trotzdem Bauchweh. Die anderen sahen ganz normal aus. »Es kann einfach alle treffen«, hieß es auf der Website von AKSEPT. Nicht nur Junkies. Aber es trifft uns auch, und hier saß ich.

Hallo, sagte eine hübsche junge Frau, vielleicht in meinem Alter. Mild und sanft. Ich saß vor ihr in einem Zimmer mit medizinischer Einrichtung und Kleenex. Du kannst ganz anonym sein, sagte sie, und du brauchst mir nicht zu erzählen, warum du dich testen lassen willst.

Okay, sagte ich und fing an zu erzählen. Darüber, dass ich die Grundschule ohne die ganz großen Probleme hinter mich gebracht hatte, abgesehen von Leistungsangst und einer kleinen Essstörung. War auf die Barratt Due gegangen und die Beste in der Klasse gewesen, hatte Joakim bei einem Sommerkonzert kennengelernt und mich verliebt, die Schule geschmissen. Darüber, wie toll er war, ein bisschen wie ein Rockstar, obwohl die Band streng genommen nicht mal mittelmäßig war. Dass ich es besser hätte wissen müssen, dass es ein Klischee war – *good girl meets bad boy* –, aber dass ich nichts anderes gesehen hatte als seinen Mund, und kurz darauf hatte der Heroinrauch in meine Lunge geblasen. Ich behauptete, er habe mich gelehrt, den Schuss zu setzen, obwohl ich gezögert hatte, und dass ich am Ende in einem Hotelzimmer gelegen und mit seinen Kumpels Spritzen getauscht hätte, während er anderswo gewesen sei, und dass ich mich fragte, ob meine Drogensucht plötzlich ein eigenes Wesen geworden sei, einen Rhythmus bekommen habe, der nicht Joakims war.

Sie nickte verständnisvoll und machte mir einen kleinen Piks in den Finger.

Es dauert nur eine Minute, sagte sie, und ich blieb sitzen und starrte die Wand an, während ich zitterte, dann lächelte sie und sagte, der Test sei negativ.

Ich sank über dem Tisch in mich zusammen, weinte wie ein Kind. Ich zitterte, und es floss und floss.

Joakim sagte, er wolle sich scheiden lassen, riss den Ring aus Silberpapier in Stücke. Als ob er und ich jemals richtig geschieden werden könnten.

Ich bring das nicht mehr, sagte Joakim. Ich bin nicht ausgestiegen, um mich mit dir ins Bett zu legen und nicht zu wissen, ob du am nächsten Tag aufwachst.

Aber ich kann nicht ...

Du musst dich behandeln lassen. Du kannst so lange hier wohnen, das ist in Ordnung. Aber du musst weiterhin im Badezimmer fixen, damit ich das nicht sehen muss, und du darfst nicht mehr mit Pillen mischen.

Aber ich will nicht ...

Lissie, *niemand* außer den Drogeneinrichtungen will jetzt noch etwas mit dir zu tun haben.

Ich hatte gedacht, solche Einrichtungen wären für Junkies, und der Tod durch Überdosis wäre für mich. Es gab noch immer niemanden – absolut niemanden –, der mit Autorität *heroinabhängig* neben meinen Namen schreiben könnte. Dass ich mich erbrach, wenn ich keins bekam, ging nur mich und die Kloschüssel was an, hinter verschlossener Tür. Wie so vieles andere.

Entzug, sagte Papa. Er sagte das wie etwas Obszönes, etwas Unaussprechliches. Und dennoch wollte er es. *Flehte.* Mama weinte. Sie sagten, ich hätte ein großes Problem, so groß, dass sie mir nicht helfen könnten, so groß, dass ich selbst mir nicht helfen könnte.

Groß. Problem. Ich würde ein Gramm pro Tag und fünfundvierzig Kilo nicht gerade als Schwergewichte bezeichnen.

Aber die Gosse war in meinen Adern, die Kloake strömte.

Es war Silvester, früh am Nachmittag. Schon wurden Raketen abgeschossen. Der Himmel war dermaßen vernebelt, wenn das neue Jahr käme, würde er nicht zu sehen sein.

Ich geh zum Feiern zu meiner Mutter, sagte Joakim. Sie ist allein, und es geht ihr dreckig, sie braucht mich.

Aber, sagte ich, ich hab kein Geld, ich brauche Dope.

O nein, das geht doch nicht, du wirst noch süchtig.

Du bist ja witzig. Ich weiß nicht, wie ich ...

Ich hab Sub. Nimm einfach das. Damit kannst du ein paar Tage überleben. Liegt im Badezimmerschrank.

Und dann lässt du mich hier einfach sitzen?

Er küsste mich rasch, falsch, nahm Jacke und Tasche und war verschwunden.

Ich ging zum Schrank, fand das Subutex, legte es auf die Zunge.

Sub schmeckt bitter. Es muss fast zehn Minuten unter der Zunge liegen, um sich aufzulösen. In diesen Minuten kann sich der Geschmack in der gesamten Mundhöhle verbreiten, ein bisschen sauer, ein bisschen scharf, sehr streng. Der Nachgeschmack lässt es sich auf der Zunge wohl sein, die wird taub davon und stößt wund gegen die Zähne, als hätte man an einem gefrorenen Geländer geleckt und wäre daran hängen geblieben.

Der Pseudorausch zerbröselte in mir, ich legte mich ins Bett und war pseudoglücklich.

Dann war auch kein Sub mehr da. Ich hatte zweihundert Kronen und ein bisschen Kleingeld. Das reichte für ein Viertel, wenn ich aufs Essen verzichtete. Ich rief Hat Alles an und bekam das Dope in einer kleinen Tüte geliefert.

Das Problem war, dass ich krank war. Nein, nicht krank, *elend.* Elend vom Dope. Ich war so elend, dass ich fror, und die Adern hatten sich zusammengezogen, versteckten sich vor mir unter der Haut. Es war unmöglich, sie zu erwischen. Ich musste den Schuss intramuskulär setzen, und es würde zehn Minuten dauern, bis es wirkte, und darauf konnte ich nicht warten, aber am Ende brauchte ich eine Stunde, um nach einer Ader zu suchen und es zu spritzen.

Ich legte Beethovens *9. Sinfonie* ein, legte mich hin, um den Kick zu genießen. Dann überkam mich eine Erschöpfung, die bis in die Fingerknöchel reichte, bis in die Zehennägel und Haarwurzeln, ein Aufruhr im Herzen, ein Aufruhr im Magen. Schleppte mich ins Badezimmer. Kotzte. Dann lag ich auf dem Boden, und durch die angelehnte Tür drang aus dem Schlafzimmer die Sinfonie herein, während ich mich schwitzend und zitternd hin und her warf und mir die Musik in den Kopf schnitt. *Alle Menschen werden Brüder,* sang der Chor. Ich glaubte nicht daran. Es gab keine Verbindung zwischen irgendwem, abgesehen von Händen, die Geldscheine und Tüten tauschten. Heroin und Subutex waren Brüder, und wenn ich mischte, war das eine Art Inzest. Ich lag da als Missgeburt, mit Blutschande in den Adern.

TEIL III

Beim Vorstellungsgespräch fragten sie nach meiner Motivation, falls ich einen Platz bekommen könnte. Ich sagte, ich hätte kein Geld, ich hätte meine Jobs verloren, meinen Freund verloren.

Bei der Behandlung geht es ja nicht nur darum, zum alten Leben Nein zu sagen, sagten sie, sondern Ja zum neuen.

Ich saß da und sah meinen Arm an. Alles, was ich seit meiner Teenagerzeit gemacht hatte, hatte ich getan, um Nein zu etwas zu sagen, von dem ich nicht wusste, was es war. Und dann hatte es damit geendet, dass ich Ja zu weißen Wänden sagte, zwischen denen ich liegen und an Pillen und weißes Thai-H denken musste.

Papa fuhr mich hin. Er schloss die Wohnungstür auf und lud meinen Körper auf der Rückbank ab. *So* zugedröhnt war ich nun auch wieder nicht, er hätte klingeln können, ich hätte vorn sitzen können. Ich nahm ein Kaugummi aus der Tasche, er sagte, du brauchst keine weiteren Pillen. Ich machte eine Blase, bis sie platzte. Er drehte die Autoanlage auf. Bob Dylan und die schrille Mundharmonika. *Once upon a time you dressed so fine / Threw the bums a dime in your prime, didn't you? / People call say ›beware doll, you're bound to fall‹ / You thought they were all kidding you.*

Kannst du die Musik ausdrehen?, fragte ich.

Geht es nicht bei allem, womit du dich vollstopfst, darum, dass dir dann egal ist, was im Radio gespielt wird?, fragte er.

Das ist kein Radio, sondern eine CD, sagte ich.

Wir waren unterwegs nach Aker, Mama hatte versucht, mich in Klosteret in Lillestrøm unterzubringen, aber die wollten nur Leute, die legale Rauschmittel nahmen. Mama hatte gesagt, ich nähme sehr viele Pillen, die theoretisch legal waren. Aber dann war da eben noch das Heroin. Ja, sie hatte es begriffen. Pullen und Pulver hatten meinen Kopf in Watte gelegt, Dylan kam mit Mühe durch. *How does it feel, how does it feel? / To be without a home / Like a complete unknown, like a rolling stone.*

Ich zitterte wie auf dem elektrischen Stuhl, ich glühte vor Fieber. Die Krankenpflegerin legte mir eine Blutdruckmanschette um den Arm, aber sie war zu groß, zu groß für Junkies in der Drogenambulanz.

Zwei Sekunden, ich hole schnell eine kleinere, bleiben Sie einfach hier sitzen.

Ich versuchte, Wasser vom Tisch vor mir zu nehmen, aber das Glas bibberte dermaßen, ich bekam es nicht zu fassen.

Alles war verschleiert, drehte sich, mein Kopf leicht wie ein Ballon. Die Pflegerin brachte eine neue Manschette, auch die war zu groß für meinen Arm, sie rutschte ab, *score*, die Krankenpflegerin holte noch eine. Ich sah mich auf den Tisch zufallen.

Puls: 10 000 (sprengt das Tachometer)
Blutdruckabfall: 10 000 mmHg
Pat. erwacht 12 Stunden später. Bittet um Subutex.
Korrektur: SCHREIT nach Sub.
Fleht, schlägt, schmeißt, schnappt, droht.

Ich saß wieder im Sessel, nun mit der richtigen Blutdruckmanschette, die Pflegerin brachte das Plastikglas mit Sub, legte es mir auf die Zung. Warten auf die Wirkung.

Bald.

Sehr bald.

Jetzt nicht mehr lange.

Endlich.

2 mg Subutex, 30 mg Sobril.
Probleme beim Augenoffenhalten.
Klinisch abstinent.

Gibt es eins an mir, das nicht klinisch ist.

Intoxikiert
Sophistikiert
Karikiert.

F.11.2 Heroin chic
Pat. zeigt subjektive und objektive Anzeichen von Entzug. Altersadäquates Aussehen. Anorektisches Aussehen, anmutig und androgyn zugleich, überaus hinreißend. Nico und Kate Moss. Schmale Handgelenke, Adern wie Spinnennetze an den bleichen Unterarmen.

Hab die Zukunft unter der Zunge
Geld. Wohnung. Job
2 Gramm Subutex
Saug es auf

Ich bin im Krankenhaus, und dennoch bist du nicht hier, Schwester Morphin. Dennoch streichst du mir nicht den Schweiß von der Stirn, dennoch trocknest du mir nicht die Tränen.

Vor lauter Craving mein Herz ausgekotzt. Das Gedärm ausgeschissen. Erzählte den Ärzten nur vom Kotzen, das war irgendwie femininer. Der Nachttisch war voll von steifem Rotzpapier. Ich war ein vollgeschwitzter Kapuzenpullover, man konnte mich einfach auswringen. Träumte, ich wollte einen Schuss setzen. Hatte die Nadel schon in der Hand, dann brach sie ab. Versuchte es noch einmal. Das Pulver rieselte von der Zunge. Gab auf, wollte es rauchen, konnte aber nicht inhalieren, als ob es in meiner Kehle feststeckte.

Von Subutex runtergehen. Von zwei Gramm auf eins Komma fünf auf null Komma fünf auf null. Sie pflücken dir die Reste deines Lebens unter der Zunge weg, jeden Tag ein bisschen.

War zwei Tage in dem Zimmer. Bekam dort Suppe in einem Pappteller. Zitterte so sehr, dass alles vom Löffel lief, und gab auf. Ich hatte den Löffel nicht im Griff, so war ich jetzt.

Eine Pflegerin kam herein, und ich dachte, sie werde mir das Übliche geben, eine Papptasse und einen kleinen Messbecher mit einer in zwei Hälften gebrochenen Tablette. Das bekam ich auch. Aber es gab noch mehr. Etwas, das nicht auf meiner Medikamentenliste stand und sicher nicht in ihrem Drehbuch. Sie fragte, *weshalb.*

Ich sah die Wand vor mir an. Fragt, wann, wie und mit wem. Wie viel, wie oft, wie hart, mit was gemischt. Aber nicht das.

Das Einzige, was ich gebraucht hätte, war, mein Leben von Gramm und Technik handeln zu lassen. Dass das *Wie* zur einzigen Frage würde.

Mama rief an, sie und Papa wollten mit Wäsche zum Wechseln vorbeikommen. Wir trafen uns auf dem Gang vor meiner Station, für Mama wurde die Tür aufgeschlossen. Sie brachte eine Tüte voller Kleider mit. Ich fand in der Tüte einen neuen Kapuzenpullover, zog ihn an, schaute Mama an, das Subutex lag zwischen uns wie eine Haut.

Kleine Elfe, sagte sie. Jetzt geht es dir nicht gut.

Ich fing an zu weinen. Sie umarmte mich ausgiebig und steckte mir einen Klumpen Silberpapier in die Pullovertasche. Das Personal auf der Station sah die Tüte mit den Kleidern durch, die Mama mir mitgebracht hatte. Im Zimmer faltete ich das Silberpapier auseinander und nahm drei von den neuen Sobril, die sie gegen ihre Flugangst bekommen hatte, als ob sie hinter anderem herflöge als mir. Schluckte die Sobril. Hoffte, die nächsten Stunden würden erträglicher werden.

Papa sah mich an. Oder – nicht *mich.* Er sah ein Drogentier an, sabbernd, mit rot unterlaufenen Augen, das seine Tochter verschlungen hatte. Alles eingekapselt von weißen Wänden. Ich trug ein Band ums Handgelenk, auf dem mein Name und Geburtsdatum standen, damit ich mir nicht im Stationszimmer anderer Leute Medikamente erschleichen konnte.

Wie ein Verbrecherfoto, auf dem ich Namen und Häftlingsnummer in die Kamera hielt.

Ich verstehe das einfach nicht, sagte Papa. Wie konntest du dir selbst so etwas antun? Wir haben versucht, alles richtig zu machen. Wir haben dich die ganze Zeit unterstützt. Deine Stimme. Die Karriere. Was soll jetzt daraus werden?

Ich komme mir jetzt nicht so sehr wie eine Lüge vor, sagte ich.

Aber, *Heroin!* Du hast doch gewusst, was das ist, nicht wahr?

Niemand weiß, was Heroin ist, solange sie keins genommen haben, sagte ich.

Einmal, als ich mit Joakim unterwegs war, waren wir in einem Café, das war, als wir so was noch machten. Er hatte löchrige Handschuhe, pflückte sie sich mit den Zähnen von den Fingern, bestellte zwei Kaffee, zog seine Brieftasche hervor, versuchte, die Karte herauszufischen, aber ließ dabei die Brieftasche auf den Boden fallen. Ich bückte mich und hob sie auf, bezahlte den Kaffee, suchte uns einen Tisch, nahm Joakims Hände in meine, sie waren nass und zitterten wie frischgeborene Vogeljunge.

CLEAN stand auf der Waschmaschine beim Entzug. Ich machte ein Foto und schickte es ihm mit einer Nachricht: *Ich in einem halben Jahr.* Er schrieb zurück: *Viel Glück.* Ein andermal, als wir gerade ausgehen wollten, vor ungefähr einem Jahr, trug ich ein lila Kleid und rosa Lippenstift und die Haare offen. Du siehst aus wie ein Sonnenuntergang, sagte er.

Es tut weh, von den Toten aufzuerstehen, aber ich hörte irgendwann auf, mich zu erbrechen, hörte auf zu zittern, mein Körper erwachte, war nicht mehr taub, vor allem prickelte und juckte er. Ich lag im Bett und versuchte, an irgendetwas anderes zu denken als an Joakim, irgendetwas anderes als seine Hände, die über meinen Bauch und unter meine Hose wanderten, einen feuchten Finger um den roten hungrigen Stecknadelmund kreisen ließen, während ich daran dachte, dass es in einer Viertelstunde Medizin geben würde, ich würde mir gerade noch einen kleinen Kick holen können, ehe es Zeit für Benzo wurde.

Eines Abends hatte ich eine Schlaftablette genommen, also war ich natürlich hellwach. Auf dem Tisch im Aufenthaltsraum lag ein Puzzle, in dem offenbar ein Stück fehlte. Auf dem Sofa saß ein Typ, bleich und schal wie Bierschaum.

Ich setzte mich, konnte seinen Blick nicht loswerden.

Du hast ja vielleicht Haare, sagte er. Sie scheinen wie eine Sonne.

Wie Silberpapier?, fragte ich. Fühlte mich weich und seltsam wach.

Er lachte.

Ich bin im Gefängnis Jesus begegnet, sagte er, ich wollte von den Drogen runter und mit diakonischer Arbeit anfangen.

Wie schön, sagte ich.

Aber eins möchte ich sofort gesagt haben. Ich will verdammt noch mal kein ewiges Leben. Das habe ich gründlich mit Jesus durchgesprochen.

Ich lachte verständnisvoll.

Ja, dieses Leben muss reichen, sagte ich.

Aber weißt du, sagte er, als ich rauskam, gefiel mir das irgendwie nicht. Ich brauchte es, gefangen zu sein. Das war es, was ich wollte. Echt. Das klingt wirklich krank, oder?

Ein bisschen vielleicht, sagte ich.

Ich ging auf den Raucherbalkon, steckte mir eine Zigarette an. Er kam hinterher, fragte, ob ich auch eine für ihn hätte.

Ich habe mit ROUTINEN angefangen, sagte er und gab sich Feuer. Routinen, Routinen, Routinen. Das Leben ist fucking tapeziert mit Routinen. Ich mache Yoga und Eisbäder und Sauna und Ohrenakupunktur.

Wirst du davon harmonisch?, fragte ich.

Macht es jedenfalls etwas schwieriger, ein verdammtes ARSCHLOCH zu sein. Wenn ich eisbade, ist es schwer, über die Vergangenheit zu grübeln, wie damals, als mich die Bullen auf den Boden gedrückt haben. Verdammt, ich finde, die müssten eine Kamera haben wie in den USA, filmen, was sie tun, damit alle sehen können, wie die sich aufführen.

Ich weiß nicht, ob das möglich wäre, wegen Schutz der Privatsphäre und so, sagte ich.

Es ist aber kein großer Schutz der PRIVATSPHÄRE, anderen Leuten die Fresse zu zerquetschen, findest du nicht.

Doch, sicher.

Er sagte, ich sehe hungrig aus, fragte, ob ich Schokolade wollte. Ich sagte, sehr gern, kann ich mit in dein Zimmer kommen, schnell, ehe die uns sehen.

Es war der bulimischste Fick meines ganzen Lebens. Ich stürzte mich auf ihn wie ein Tier, zuerst mit dem Mund, dann mit allem, was ich war, saß auf ihm und dachte, ich scheiß drauf scheiß drauf scheiß drahahauf, zog mich an, er fragte, warum ich es so eilig hätte. Dann rannte ich zurück in mein Zimmer, die Schokolade hatte ich noch immer in der Hand, ich stopfte sie in mich rein, putzte mir die Zähne, warf meine feuchte zerknüllte Unterwäsche gegen die Wand, duschte, legte mich hin und starrte die Decke an.

Als ich später im Zimmer lag, mit dem Papier einer 200-Gramm-Tafel im Papierkorb, war es ganz einfach eine andere, die das getan hatte. Es war Nicht-Ich. Nichts, womit ich umgehen oder worüber ich nachdenken konnte. Ich war daran gewöhnt, kleine Tüten und Folie zu verstecken, den Müllleuten die tiefen Schächte in mir zu überlassen, während ich weiter an der Oberfläche schwebte.

Ich bestimmte, dass nicht mehr ich bestimmte. Fühlte mich plötzlich ruhig, alles war repariert, denn ich wusste, dass ich alles ruinieren würde. Selbstmord, wenn man stark genug dazu war, und Spritzen, woran ich mich hielt, machten Schöngeister zu Handwerkern. Ein Schneider mit der Nadel, ein Seiler mit dem Strick. Eigentlich war es nur Technik. Angst, Verzweiflung, Zweifel, Entschlossenheit – das alles hatte Platz auf einem Löffel. Der Grund kann schmutzig und laut sein, aber die Handlung ist rein und still.

Ich wartete in meinem Zimmer, bis auf der Station alles still war, bis die Nachtwache schlafen ging, und dann noch eine halbe Stunde, bis ich wusste, dass sie eingeschlafen war. In mir kribbelte es. Eigentlich sparte ich viel Geld dadurch, dass ich hier war. Ich hatte die Nummer von Hat Alles gelöscht, aber in wenigen Stunden würde die Apotheke in der Brugate öffnen.

Ich schlich mich aus dem Zimmer, hatte schon den halben Gang hinter mich gebracht, als dieser Typ wieder auftauchte. Pst, sagte ich und versuchte, ihn wegzuschieben. Er wich zurück.

Okay. Ich bin wohl nichts für dich. War nicht auf der Uni, hab nicht Tschaikowski gelesen.

Ich fuhr mit dem Bus nach Grønland und hob an einem Geldautomaten zweihundert Kronen ab. Die Stadt war ein Junkie, grau und erschöpft, im Halbschlaf. Mein Drogenpsychologe hatte gesagt, dass man die Gehirnaktivitäten von Süchtigen aufleuchten sieht, wenn sie auf dem Weg sind, um Dope zu kaufen, lange, ehe sie es konsumieren. Ich saß im Bus in die Innenstadt, und ich spürte, wie der Lichtschalter im Gehirn umgelegt wurde, bald würde alles hell erleuchtet sein. Mein Puls hämmerte, meine Hände zitterten, aber mein Gehirn war die Schöpfung an sich. Es werde

Licht, sagte die Junkie, und die Flamme loderte unter dem Löffel auf.

Der Bus hielt, ich stieg aus, sah zwei Männer mit verschlissenen Jacken, fragte, ob sie etwas hätten. Der hat ein Viertel, sagten sie und zeigten auf einen Typen in grüner Jacke, der durch die Storgate ging. Ich lief hinterher, dachte, ein halbes Viertel müsste nach so langer Zeit ohne doch reichen, holte ihn ein. Ich zog den Zweihunderter aus der Brieftasche, er gab mir eine Tüte mit vier Stunden Auszeit, und ich steckte sie in die Tasche. Das Plastik knisterte zwischen meinen Händen. Es war wie eine Wiedervereinigung mit einem Geliebten, konnte es nicht abwarten, ihm die Kleider vom Leib zu reißen, wollte ihn im Leib haben, gleich hier, an der Bushaltestelle. Bald würde es in der Blutbahn sein, auf dem Weg in den Kopf.

Ich kaufte in der Apotheke am Hauptbahnhof Besteck und Ascorbinsäure und fuhr mit dem Bus zurück in die Klinik. Ich ging in die Küche und suchte mir einen Löffel, die anderen waren noch nicht aufgestanden. Im Zimmer packte ich Spritze, Pumpe, Feuerzeug aus. Ich zog den Riemen straff, stach in meine sauberen Adern, es gibt so viele Orte, zu denen ich nicht finde, aber den Weg in die Adern fand ich sofort.

Alles stimmte. *Das* war es, das hatte mein Körper gebraucht und sich danach gesehnt und danach geschrien, wochenlang, die *Ruhe*, ich wurde ruhig in den Beinen, ruhig im Bauch, ruhig im Herzen, das langsamer schlug, in einem schlurfenden Takt.

Ich schaute aus dem Fenster, auf die aufblasbare Sonne. Auf den blauen Himmel, der aussah wie ein Bildschirmschoner. Glaubte daran. Glaubte an die Verzückung, so pulverisiert sie auch sein mochte, auch wenn sie wie Sand in einem Stundenglas verrann. Jemand klopfte an die Tür. Mir geht's gut, rief ich, alles ist gut.

Es wurde wieder geklopft. Fester diesmal. Ich machte auf.

Wollte ein bisschen schlafen, bin so müde, sagte ich.

Hast du was genommen?, fragte die Pflegerin.

Nein, sagte ich, total gesund.

Blutdruck messen. Puls messen. Atmung messen. Zu hoher Puls, zu niedriger Blutdruck. Meine Pupillen waren so klein, dass ich kaum etwas sehen konnte. Nur das: einen Schreibtisch. Ein Fenster. Ein Gerüst vor dem Fenster. Sie fragten, ob ich Medikamente genommen hätte. Antidepressiva und Truxal, sagte ich. Sie sagten, Opiate und Truxal seien eine gefährliche Kombination. Dass jede Stunde nach mir gesehen werden müsste. Dass ich einen Atemstillstand erleiden könnte. Ich schloss die Augen.

Das Bett war weich. Einige Stunden vergingen, ich erwachte von einem One-Night-Stand und wollte wissen, wer neben mir lag. Ich schaute aus dem Fenster. Die Sonne hatte die Luft verloren. Sie lag geplatzt auf dem Boden. Ein Paar ging mit einem Kinderwagen vorüber, sie waren kaum älter als ich. Es war Sonntagvormittag. Sie gingen vorbei, dann verschwanden sie aus meinem Blickfeld.

Niemand erzählte Mama, dass ich während der Behandlung rückfällig geworden war. Sie merkte es einfach, als ob die Bazooka, mit der ich mir das Dope in die Adern geschossen hatte, auch die Nabelschnur zwischen uns wäre, die niemals gekappt worden war. Mama kam jeden Tag oder rief an, um sich davon zu überzeugen, dass ich nicht wieder durchbrannte, dass ich endlich die Verantwortung für mein Leben übernahm. Wir saßen in meinem Zimmer auf der Station und schrieben auf gelbe Zettel, was ich gern tun würde. Wieder auf die Barratt Due? In den Papierkorb. Sozialarbeit? Nicht sehr wahrscheinlich, in den Papierkorb. Am Ende blieb ein Zettel übrig – Musiktherapeutin, anderen helfen, die arge Probleme haben.

Du scheinst Probleme damit zu haben, in dich zu gehen, sagte die Psychologin. Alles ist auf das Äußere konzentriert.

Ich sah sie an. Wie konnte sie so was sagen. Ich war mit Spritzen in mich gegangen, mit Fingern in den Hals, ich kannte die Form meines Zäpfchens, hätte jede Ader unter meiner Haut finden können.

Und dazu kommt – vielleicht musst du ab und zu aus dir *hinaus*sehen – in ein Fenster und nicht in einen Spiegel. Es kann viel für die psychische Gesundheit bedeuten, etwas für andere zu tun.

Ich habe extrem viel für andere getan, sagte ich.

Ich dachte an meine Schritte auf der Treppe zu Philip, als mir so schwindlig war, dass ich im Bett fast zusammengebrochen wäre, ich sah mich aus mir selbst herausschweben. Ich dachte, das käme vom Nahrungsmangel. Ich dachte, das Problem sei, dass ich *Hunger* hätte.

Ja, sagte die Psychologin. Denkst du an das Singen? Das hat sicher vielen viel bedeutet.

Ich schaffte es nicht mehr, mich zu erbrechen. Als ob mein Körper abgesperrt hätte. Es kamen nur Speichel und Schleim. Das half nicht. Ich fühlte mich danach nie *rein*. Erleichtert, vielleicht, aber es war nur eine Illusion, dass ich leicht davon wurde. Wie schmutzig man sich vorher wohl gefühlt hat, wenn man sich rein fühlt, nachdem man vor einer Toilette auf den Knien gelegen und gekotzt hat. Also verlegte ich meine Selbstverletzungen aus dem Badezimmer in die Küche. Aß mit Plastikhandschuhen Käse direkt aus dem Kühlschrank, wenn ich Küchendienst hatte, lagerte Schokolade in der Nachttischschublade, Chips im Kleiderschrank. Meine

Pupillen hatten sich erweitert, seit ich aufgehört hatte, auch mein Körper erweiterte sich immer mehr. Mein Schlüsselbein stand immer weniger hervor. Das Karomuster zwischen den Brüsten verschwand. Die Adern auf meinem Bauch waren nicht mehr zu sehen. Einfach vor Stolz und Scham – ich wusste kaum, was was war – außer mir zu sein, weil ich fast die *Dünnste* auf der Welt war, war irgendwie sättigend gewesen. Aber das hier? Ich aß und aß, und niemals war ich hungriger gewesen.

Du hast gesagt, dein Ex-Freund hat dich zum Heroin gebracht?, fragte die Psychologin.

Ja, sagte ich.

Aber es muss doch etwas in dir gewesen sein, dass sich davon angezogen fühlte, das sich von *ihm* angezogen fühlte, das *das hier* wollte?

Das Einzige, was ich wollte, war, nichts mehr zu wollen, sagte ich. Und das ist mir auch beinahe gelungen.

Einige der anderen Frauen in der Therapie hatten Traumata, die bis vor ihre Zeugung zurückreichten. Ich nicht. Allein vor dem Spiegel im Kinderzimmer zu stehen und zu wissen, wenn man auch nie die Beste sein kann, so kann man wenigstens die Dünnste sein. In Philips Bett zu liegen und mich zu fragen, ob ich schon Osteoporose entwickelt hätte, es kam mir jedenfalls vor, als müsste mein Körper unter seinem Gewicht zerbrechen. Es gab nichts, was das hier rechtfertigte. Nichts, was ich Joakim hätte erzählen können. Nichts, was ich der Psychologin erzählen konnte. So furchtbar wenig wie ein einziges Pulverkorn. Nicht mehrere Hundert Gramm. Etwas, das alle Mädchen erlebten.

Smackheads. Crackheads. Alkis. Pillenköpfe. Stoner. Es gab eine Hierarchie. Nicht in vollständiger Reihenfolge, es lief auch kreuz und quer, Speedfreaks verachteten Koksfreaks, Junkies verachteten Alkis, weil deren Rausch legal war, und umgekehrt. Isabelle und ich saßen in einem Café in der Nähe der Klinik und zeichneten ein Diagramm. Sie hatte ein hellrosa Gesicht, knallrote Haare und Lippen, die sagten, dass sie gern tranken. Sie erzählte, dass sie pro Tag einen Karton Wein getrunken hatte. Dass sie im Suff den Fernseher, die Toilette, das Auto, die Nase zerbrochen hatte. Dass sie sich auf der Notstation einen gewalttätigen Liebhaber erlogen hatte.

Sie holte zwei Tassen Kaffee für uns.

Ich geb nicht immer einen aus, sagte sie, aber der erste Schuss ist gratis.

Ich lächelte. Wir waren bei Bunnpris gewesen und hatten für zwei Hunderter Ostersüßigkeiten gekauft, ich hatte das Gefühl, mich beim Essen in ein Marzipanei zu verwandeln. Ich sah sie an, sie biss einige Male in ihr Marzipan, ganz ruhig, als ob ihr nicht jederzeit irgendwer die Tüte unter der Nase wegstehlen und sie auf fünfhundert Kalorien pro Tag setzen könnte.

In der Lesbenszene sei es ganz normal, dauernd zu feiern, sagte Isabelle, während wir den Kaffee tranken. Ich begriff nicht, dass ich ein Problem hatte. Aber dann, plötzlich, legten die anderen sich Beziehungen zu und hörten auf. Aber ich *konnte* nicht aufhören, nicht einmal, als ich dann eine

Beziehung hatte, da erst recht nicht. Ich hielt mich für eine coole Ausgehlesbe, aber in Wirklichkeit war ich eben eine fünfunddreißig Jahre alte Säuferin.

Ich lachte und sagte, ich hätte auch nicht begriffen, dass ich ein Problem hatte, ich rauchte ja schließlich nur zweimal pro Woche Heroin oder alle zwei Tage oder jeden Tag, oder ich drückte es.

Es war ihr Mund, roséweinfarben, ich wurde besoffen und ehrlich davon, mit ihr Kaffee zu trinken. Sagte, niemand anders könne sich die Ehre für meinen Missbrauch auf die Fahnen schreiben. Dass ich aufhören müsse, Joakim die Schuld zuzuschieben. Dass meine Eltern auch nicht mehr Schuld trügen als wir alle, die wir im Leben von anderen vorhanden sind. Dass ich als Teenager etwas mit einem Chorleiter ... ganz ehrlich, ich mochte nicht daran denken. Jedenfalls habe ich Joakim mit dem Rausch betrogen und meinen Körper seit meinen Teenagerjahren hintergangen, ihn mit Nahrung und Nahrungsmangel in die Irre geführt, jetzt gab es immer was zu essen.

Anorexie ..., sagte sie. Ich hab das als Teenager versucht. Hatte nicht genügend Willenskraft dafür.

Vielleicht hattest du nicht genügend Angst, sagte ich.

Mama und Papa sind so dankbar für die Monate, die ich in Behandlung war. Weil es geholfen hat – ich habe schließlich aufgehört. Und jetzt passiert etwas mit Mama. Sie lässt mich eine Dreiviertelstunde zu spät kommen, ohne zu fragen, wo ich gewesen bin, sie ruft nicht zehnmal hintereinander an, wenn ich nicht ans Telefon gehe.

Ich habe mir lange nicht erlaubt zu hoffen, sagt Mama. Sie hat Tränen in den Augen, aber sie lächelt, nimmt meine Hand. Aber jetzt bist du schon so lange clean, seit über zehn Monaten, jetzt sehe ich es langsam vor mir. Ich sehe, wer du jetzt zu werden beginnst. *Du selbst.*

Du und Sigurd, ihr passt so gut zusammen, sagt sie. Joakim war doch – ich meine, auch er war ein guter Junge. Aber da war noch etwas anderes. Etwas, das ich ihm nicht verzeihen kann.

Wir brauchen nicht über Joakim zu sprechen, sage ich.

Nein, sagt Mama. Der ist Vergangenheit.

Sie sieht mich an und lächelt. Ich höre, dass es bei der Entzugsbehandlung eine hohe Rückfallquote gibt, aber du hast es geschafft. Das habe ich gewusst. Das habe ich die ganze Zeit gewusst.

Sie drückt mich an sich, ein wenig zu lange, als ob sie versucht, mich festzuhalten oder die Zeit.

TEIL IV

Genau zehn Monate, achtzehn Tage und sechs Stunden. Sigurd ist verreist. Ich will noch einmal telefonieren. Ich sage das Gebet für Gemütsruhe auf, das ich bei den NA gelernt habe, wieder und wieder, flüstere es wie eine Beschwörung, während ich mir die Finger auf die Stirn presse.

Gott gebe mir die Gemütsruhe, nicht rückfällig zu werden.

Rauschfrei. Gesundung. Frei.

Hallo, sagt Joakim, seine Stimme ist heiser, aber wach, nüchtern, ich lasse mich zurücksinken.

Hallo, hier ist Elise, sage ich.

Lissie? Bist du das?

Irgendwie schon, sage ich.

Verdammt, ich wusste überhaupt nicht, wie es dir geht.

Ich möchte gern – ich mach den neunten Schritt bei den NA, sage ich, während ich meine Hand dem Bund der Unterhose nähere. Und das bedeutet, dass ich – Entschuldigung sage, füge ich hinzu, während ich mich streichle.

Wofür denn Entschuldigung?, fragt Joakim, seine Stimme ist müde, leicht zerzaust, hat Risse, in die ich eindringen will.

Entschuldigung, weil ich dich ausgenutzt habe, um an Geld und Dope ranzukommen – und weil ich dir für alles die Schuld gegeben habe, wo ich es doch selbst wollte.

Ich war am Ende ja wohl auch nicht immer so verdammt nett zu dir, sagt Joakim.

Seine Zunge gleitet über meine Klitoris, ich versuche, normal zu atmen.

Nein, sage ich, aber das ist mein Prozess, es geht darum, was ich getan habe. Wofür ich die Verantwortung übernehmen kann.

Können wir uns nicht demnächst mal treffen und darüber reden?, fragt er.

Ja, sage ich. Lege auf, lasse mich zurücksinken, und es flammt auf, als ob ich ein Feuerzeug zwischen den Beinen hätte.

Danach denke ich, dass das Dope die Beziehung pulverisiert hat. Eigentlich hätte es nur uns geben dürfen.

Sigurd ist auf Tournee. Ich habe die Wohnung für mich, und ich denke, vielleicht sollte ich etwas unternehmen, aber mit wem ginge das schon? Joakim natürlich, ich meine, natürlich nicht Joakim. Cecilie sieht mich nur mit viel zu warmen, viel zu mitleidigen Augen an, und die Frauen beim Studium, die winzig klein sind, passen zusammen mit Schokoladenpapier in meine Tasche. Ich gehe meine Kontaktliste durch, mit den meisten habe ich seit der Barratt Due nicht mehr gesprochen, aber natürlich gibt es da die Einträge Subilager (verkauft Subutex), Makaronny (verkauft Maka) und eine Frau, die ich Marie-Johanna genannt habe. Die Nummer von Hat Alles habe ich nicht mehr, aber ich rufe Marie-Johanna an. Frage, ob wir uns in Majorstua treffen können. Als ich sie sehe, sage ich, lange nicht gesehen, was machst du so, ich wohne gleich hier in der Nähe. Sie fragt, was ich brauche, und ich denke, es gibt nichts, was ich nicht brauche. Sie fragt, wie viel ich haben will, und ich kaufe zwei Gramm Marihuana. Drogen gegen Cash. Das kann ich, wer braucht schon Freunde.

Sigurd kommt einen Tag früher als erwartet nach Hause. Die Wohnung sieht aus wie eine Bong. Stickig und heiß und muffig, es riecht süßlich wie benutzte Teebeutel. Er öffnet das Fenster, schüttelt den Kopf. Sieht die Playlist auf meinem Mac, es ist der *The Mandalorian Soundtrack*, von der neuen Star-Wars-Serie.

Ich kann ja verstehen, dass es nicht so leicht ist, ganz aufzuhören, sagt er. Aber jetzt erinnerst du mich an einen Teenieknaben.

Äh, sage ich, ich – Entschuldigung, das war irgendwie – so hättest du mich nicht vorfinden sollen.

Sigurd seufzt.

Ich bin nur einsam, sage ich. Ich habe keine Freunde mehr, die, die ich hatte, waren in der Drogenszene, und die Leute vom Studium sind so jung und – unberührt – und …

Du kannst vielleicht meine Freunde besser kennenlernen?

Ja, die, ja.

Sigurd fragt, ob ich ein Haschproblem habe. Nein, sage ich. ICH MAG DAS NICHT EINMAL.

Oder: Ich mag es so, wie ich Sigurd mag. Es ist ein brauchbarer Ersatz für etwas Härteres, Gefährlicheres und Besseres.

Am nächsten Tag sitze ich mit Sigurd vor dem Fernseher, mein Handy plingt, Joakims Name leuchtet im Display auf, ich ziehe das Telefon zu mir, ohne dass Sigurd etwas sieht.

Sigurd meint, dass ich Freunde brauche, und will mit mir auf ein Fest gehen. Ein Paar hat ihren einjährigen Jungen mitgebracht. Der hat blonde Haare, runde rote Wangen. Er kommt auf mich zugerannt. Er schüttelt eine Dose Seifenblasen und hält sie vor mir hoch.

Die Mutter sieht ihn an und lächelt. Hast du eine Freundin gefunden, Oscar? Willst du mir der netten Frau spielen?

Ich helfe ihm, die Dose zu öffnen, lasse ihn pusten, bis große Seifenblasen durchs Zimmer schweben.

Ich sehe zu, wie er den Seifenblasen hinterherläuft, wieder und wieder. Begreift er denn nicht, dass die platzen, wenn er sie anfasst.

Wieder und wieder und wieder.

Ich stehe auf. Gehe zu Sigurd, sage, dass ich mich nicht ganz wohlfühle. Als wir zusammen nach Hause gehen, spüre ich, dass ich den unzufriedenen Junkiezug um die Mundwinkel habe, sie zeigen nach unten.

Ich treffe Joakim im Dubliners. Ich habe ihn seit fast einem Jahr nicht mehr gesehen. Seine Wangen sind nicht mehr eingefallen, seine Pupillen haben normale Größe. Wir haben noch nicht einmal *lange nicht mehr gesehen du siehst aber gut aus es hätte nicht so kommen müssen* hinter uns gebracht, als er mich mit seinen schwarzen Augen ansieht und fragt, ob ich mit ihm rausgehen und eine rauchen will. Draußen in der kalten Luft hält er mir eine Zigarette hin, streift meine Hand, als er mir Feuer gibt, dann brennt die Flamme wieder zwischen uns.

Er hat zwei alkoholfreie Bier gekauft, sagt, dass er endlich nüchtern ist. Ich sehe auf die Adern an seinem Hals, die Adern an seinen Unterarmen, und denke an meine eigenen. Spritzen sind für alle, die ohnehin durchlöchert sind, jetzt ist alles zugewachsen, ich bin geschlossen, nichts kommt mehr rein. Ich trinke das schale Munkholmen-Bier, versuche, den Pseudorausch von der Mundhöhle ins Blut zu holen. Warum ist nur Rausch ein Rausch? Chemie, Moleküle. Ich habe alles Mögliche andere versucht: Askese, Ekstase. Es ist nichts gegen das, was bleibt, wenn du ganz und gar unter einem Löffel verbrennst.

Lissie, sagt Joakim. Ich habe an dich gedacht. Bei der Traumatherapie haben wir die Aufgabe bekommen, uns einen sicheren Ort zu bauen, mit einer sicheren Person. Das Einzige, was mir eingefallen ist, war unser Bett, und du warst die sichere Person.

Ich lächle.

Ich bin eine sichere Person?

Ich weiß nicht, was sicher ist, sagt Joakim. Du warst *da*, jedenfalls.

Ich schüttle den Kopf, denn ich weiß nicht, wo ich damals war, wo da war. Eine Haarsträhne wird mir vor die Augen geweht, er schiebt sie vorsichtig weg.

Ich nehm noch ein Munkholm, sage ich.

Gehe zur Bar.

Ein Pils, sage ich, so leise ich kann. Ich sehe zu Joakim hinüber, der sich an den Tisch gesetzt hat, er stützt das Gesicht in die Hände und blickt mich an.

Zwei Pils, sage ich.

Wir gehen vom Jernbanetorg bis Sandaker an den Straßenbahngleisen entlang, stützen einander, obwohl wir beide gleich betrunken sind. Wir bleiben in der Brugate stehen und heben im 7-Eleven Geld ab, kaufen Dope, als wäre das ganz selbstverständlich, ein Paar, das auf dem Heimweg aus der Stadt eine Pizza mitnimmt.

Wir liegen zusammen in Silberfolie gewickelt, wie kleine Kinder, die sich auf dem Boden mit Decken eine Hütte bauen. Ich bin so schwer und leicht, wie man es nur vom Heroinrauchen wird. Ich hatte im Fixerraum Halt machen wollen, aber er meinte, dass er noch immer nicht drücken will. Also schleicht er sich stattdessen unter meine Haut. Fließt in mein Blut, bis ich danach die Euphorie in den Beinen spüre.

Am nächsten Tag gehe ich los, um mehr zu kaufen. Glück kann man kaufen, und es kostet tausend Kronen pro Gramm. Ein Junge sieht mich an, als ich es in die Handtasche stecke.

Du siehst so verdammt fehl am Platz aus in der Brugate, sagt er.

Ich bin gestern rückfällig geworden, sage ich.

Er reißt die Augen auf.

Wie lange warst du denn clean?, fragt er.

Zehn Monate.

Pass auf dich auf, sagt er.

Ich kann seinen Blick nicht erwidern oder Danke sagen. Gehe einfach mit dem Dope weg, weg nach *weg*, denn da will ich hin. Weckt mich nicht. Ich werde seinen Blick nicht los. Die Besorgnis, die Fürsorge. Die sind in der Brugate fehl am Platze. Wieso kann er sich nicht aufs Verkaufen beschränken?

Ein Säugling, der stirbt. Blaue Haut und schna-schna-schnaschnappt nach Luft.

Ein Irrer, der eingesperrt ist. Schreibt HILFE in seine Exkremente.

Ein Hausmeister in der Pathologie, der den Alkohol trinkt, in den Augäpfel eingelegt sind.

Totale Unfreiwilligkeit. Alles auf der Welt lässt sich beschreiben, nur das nicht, die eigenen Glieder nicht lenken zu können, als wäre dein Körper dein Dopekopf und als trottetest du einfach hinterher, während dein Körper loswetzt. Roboterbeine, die sich der Brugate nähern. Roboterarme, die beim Geldautomaten die PIN eingeben. Roboterhände, die Geld gegen Pulver tauschen. Du kannst schreien und protestieren, dich in deinem mechanischen Körper winden und gegen das Metall hämmern, bis die Fingerknöchel bluten.

Ich verliere alles.

Ich werde daran sterben.

Das wird so schön.

Ich will alles opfern.
Absolut alles.
Das Aussehen.
Die Stimme.
Die Freunde.
Die Familie.
Sigurd.
Ja, Sigurd.
Ich brauche etwas, das etwas für mich bedeutet.
Einen Ehrgeiz.
Ein Ziel.
Bitte, erspar mir das.
Ich will nach Hause.
Ich will wieder das kleine Mädchen sein.
Lass mich einen neuen Anfang machen.
Ich friere.
Ich zittere.
Werde nicht treffen.
Großer Gott.

Es dauert zwei Wochen, dann wache ich auf und bin krank. Zwei kurze Wochen. Beim vorigen Mal hat es fast zwei Jahre gedauert. Das Gewicht ist auf dem Weg nach unten, von fünfundfünfzig auf vierundfünfzig, dreiundfünfzig, zweiundfünfzig. Sehe mich im Spiegel und sehe, das magere, pferdeähnliche Junkiegesicht ist da und wartet auf mich.

Es ist jenseits von »hübsch« und »hässlich«, einfach ein Denkmal der Selbstzerstörung.

Ich bekomme eine Mail von der Musikhochschule, dass ich die obligatorische Hausarbeit für dieses Semester noch nicht eingereicht habe. Ich sehe mich mit dreißig Jahren, mit fertigem Bachelor, vielleicht Master, verheiratet mit Sigurd, habe eine Tochter, der ich sage, sie sei die begabteste Sängerin und ein bezauberndes kleines Mädchen. Die Tragödie, in die ich nun unterwegs bin, ist nur etwas weniger subtil.

Sigurd merkt nichts. Er kennt mich ja nur clean. Aber als Cecilie sich bei mir meldet und ich mit ihr einen trinken gehe, sehe ich in ihren Augen, dass sie es in meinen Augen sieht. Ich lehne alle Einladungen zum Essen bei Mama und Papa ab. Wenn du eine Junkie gekannt hast, als sie Junkie war, riecht sie nach Dope im selben Moment, in dem sie umkippt.

Also, sagt Cecilie und senkt die Stimme. Wie geht es wirklich?

Ich sitze vor einem Glas Rosé und frage mich, was ich mit diesem klebrigen, kalorienreichen Rausch will, sage, es gehe gut, ich müsse nur nach diesem Glas los.

Ob ich eine Wahl habe? Philosophie ist etwas für die Universitäten, nicht für die Straße. Ich kaufe jeden Tag ein Gramm, teile es in mehrere Dosen ein. Wie ich mich anfangs gewehrt habe. Gegen jede Zelle in meinem Leib angearbeitet habe. Geglaubt habe, ich könnte die Abhängigkeit austricksen, sie in Schach halten, sodass sie nur eine schlechte Angewohnheit wäre. Ich begriff nicht, dass es darum ging, *mit* dem Dope zu arbeiten, es in alle Lebensbereiche strömen zu lassen, geschmeidig und durchsichtig. Dann merkst du es fast nicht. Du kannst es in den Alltag einpassen. Es zu einem Teil deines täglichen Rhythmus machen wie Zähneputzen, Kaffeekochen, Frühstücken. Na ja, essen ist nicht so einfach. Aber in der Theorie. In der Theorie ist es absolut möglich, einen Schuss zu setzen und zur Arbeit zu gehen, zum Liebsten nach Hause zu gehen, einen Schuss zu setzen und schlafen zu gehen. Man braucht es nicht größer zu machen, als es ist. Eine medizinierte Krankheit. Vielleicht war das Problem nicht, dass ich es brauchte, sondern dass alle um mich herum brauchten, dass ich es nicht brauchte.

Mit dem ins Bett zu gehen, den man nicht liebt, während der, den man liebt, in der Nachttischschublade liegt. Es ist fast befriedigend. Während er zwischen deinen Beinen ist, wird der Geliebte bald in deinem Blut sein. Ich lausche auf Sigurds Atem, bis er so ruhig wird wie der eines Kindes. So soll meiner auch werden. Ich strecke die Hand zur Nachttischschublade aus, nehme Spritze, Riemen, Löffel, Feuerzeug, Zitronensäure heraus, die ist billiger als dieser Ascorbinkram. Lasse den Löffel heiß werden. Lege mich unter die Decke, spanne den Riemen an, setze den Schuss. Lasse mich wieder ins Bett sinken und bin ein braves Mädchen, eine, die alle mögen, die warm und sicher ist und da, wo sie sein soll.

Sigurd fährt hoch. Er schaltet die Nachttischlampe ein und sieht mich an. Sein Gesicht zieht sich zusammen, als wäre auch er ein Junkie.

Elise, sagt er.

Nein, sage ich.

Was machst du da?

Nichts.

Du bist zugedröhnt.

Ja ... Genau. Nichts.

Aber warum zum Teufel?

Kann nicht schlafen. Der Arzt gibt mir keine Schlaftabletten, weil ich mal süchtig war.

Ich höre, dass meine Konsonanten ein bisschen zurückbleiben, nicht mitkommen mit den Vokalen.

Also echt.

Wirklich. Das Einzige, was ich bekommen habe, war eine Packung Allergietabletten, und der Apotheker musste sie aufteilen, damit ich sie nicht missbrauchen und alle auf einmal nehmen kann.

Du bist verdammt noch mal einfach unglaublich, sagt Sigurd.

Ich lasse mich zurücksinken. Hab keinen Nerv für das ganze Gerede, will einige wenige Stunden lang den Rausch genießen.

Jetzt mach, dass du aus meinem Bett kommst.

Sigurd packt meinen Arm, stößt mich aus dem Bett, und ich lande auf dem Boden. Ich komme auf die Beine, gehe in die Küche, brauche ein Glas Wasser. Er kommt hinterher.

Was ist los, Elise, was zum Teufel ist nur los?

Ich habe Joakim wiedergesehen.

Dann finde ich, du kannst zu ihm zurückgehen.

Jetzt? Es ist dunkel und kalt und ...

Deine Mutter und die Institutionen und ich und alle anderen haben alles getan, damit du nicht auf der Straße schlafen musst. Aber du willst es selbst ja gar nicht. Es gefällt dir. Die Erniedrigung. Ich kann das nicht anders sehen. Ich verstehe es verdammt noch mal nicht.

Ich ziehe mich an, den Pullover falsch herum, finde nur eine Socke, versuche, seine Hose zu nehmen, er reißt sie an sich und schleudert meine Hose hinter mir her, während er meine Brieftasche, ein paar Kleidungsstücke und mein Handy in eine Reisetasche stopft. Er öffnet die Nachttischschublade und findet das restliche Dope, geht in die Küche, steckt die offene Tüte in einen Brotbeutel.

Ich brauch das nicht, sagt er und schließt hinter mir die Tür.

Bei der Therapie habe ich die Blicke genossen, die sagten, *dir muss es ja wirklich schrecklich schlecht gegangen sein. Du hast doch so viele Möglichkeiten, so viele Talente!* Aber wer schert sich um »Verständnis« und »Würde«, wenn er friert? Du kannst warme Wörter nicht in den Mund stecken und satt davon werden. Ich hatte mich für eine Junkie gehalten, aber ich habe nie gefroren, habe immer Geld gehabt, brauchte niemals das Bett mit dem erstbesten Kerl zu teilen, der gerade vorüberkam, nur um unter eine Decke zu kriechen.

Wenn Joakim nicht antwortet, muss ich Mama anrufen. Oder nein. Es muss eine andere Möglichkeit geben. Einen Typen in der Kneipe, egal was.

Joakim antwortet.

Sigurd hat mich rausgeworfen, sage ich. War fast dreißig Tage drauf, ehe er es rausgefunden hat.

Komm einfach her, Lissie. Bei mir bist du sicher.

Was zum Teufel, der kann dich doch nicht so einfach mitten in der Nacht rauswerfen. Du hättest dich totfrieren können, sage Joakim, während er mich in eine Decke wickelt.

So clever war ich leider nicht, sage ich, sinke neben ihn ins Bett. Sein Atem ist warm, nah.

Wer Gleichgültigkeit für das Gegenteil von Liebe hält, hat niemals Heroin ausprobiert. Dope ist Liebe zur Gleichgültigkeit. Es ist nicht das Feuerzeug, das unter dem Löffel brennt, sondern die Asche danach. Ich habe mich im Trinker nie wiedererkannt, wenn er über Ekstase und Überschreitung schreibt, habe mich nie von Pilzen angezogen gefühlt, die Erkenntnis bringen sollen. Heroin gefällt mir, weil es langweilig ist, weil *ich* langweilig bin. Heroin hat einen hinreißenden Ruf, gilt als gefährlich und verlockend. In Wirklichkeit ist es einfach nur prosaisch.

Ehepartner ähneln einander, und ich und das Dope sind keine Ausnahme.

Nach zwei Monaten ist nur noch das Nötigste von mir übrig. Essen, die große existenzielle Frage, seit ich vierzehn war, vergesse ich über Pillen und Dope. Ich bin so oft krank, dass nicht krank die Ausnahme ist. Ich wohne wieder bei Joakim, aber ich begreife nicht, warum ich jemals Zeit und Kräfte für Sex vergeudet habe, wenn man sich mit der Nadel doch besser penetrieren kann. Hab keinen Nerv, Zeit fürs Denken zu verbrauchen, dabei ist noch nie etwas Gutes herausgekommen. Ich nehme kein Junk, ich *bin* Junk. Treibe einfach durch die Straßen wie Pulver im Blutstrom, besudle alles.

Als Teenager wurden mir Blicke zuteil. Etwas an mir fanden die anderen spannend. Jetzt ist es wieder so. Alle starren.

Gehe in ein Café, setze mich. Eine Barista geht vorbei und räumt Tassen ab, sie sieht mich an, auch sie.

Du kannst hier nicht sitzen, sagt sie.

Aber ich will einen Kaffee trinken.

Tut mir leid. Das hier ist keine Wärmestube.

Amy Winehouse starb mit siebenundzwanzig. Auf den Bildern, ehe sie wirklich krank wurde, sah sie elegant aus, hart, sinnlich. Aber dann – ein mageres Pferdegesicht, vorstehende Zähne, graue Haut. Das Hässlichste war das Allerschönste. Anfangs konnte hübsch ein Nebeneffekt von dünn sein. Aber es ging immer weiter. Bis die Selbstzerstörung von selbst strahlte, größer und heroischer als Schönheit.

Rivotril. Rivotril. Wir sind eine einzige graue Gestalt voller Craving. Die Menschen machen einen Halbkreis um uns, sie können es riechen. Das schmutzige Blut in den Adern, Spuren des Tabaks, der sich in den Löffel gemischt hat.

Hast du einen Spiegel?, fragt eine Frau mit dünner Stimme, vielleicht dreißig, vielleicht zwanzig, vielleicht zwölf. Ich ziehe einen aus meiner Stofftasche, und sie nimmt ihn entgegen und hält ihn hoch. Da sind Reste von rosa Nagellack, sie schafft es nicht, den Spiegel ruhig zu halten.

Wir warten auf den Dealer mit den Pillen aus Polen. Die Frau, die meinen Spiegel in der Hand hat, fragt, ob ich Schminke habe, und ich gebe ihr ein Lipgloss, sie schmiert es sich um die Lippen.

Und dann kommt er. Wir gehen von der Brugate zur Youngsgate. Ich will für vierhundert kaufen, stehe Schlange mit den Geldscheinen in der Hand, als ein Typ aus einem Auto aussteigt und einen Gitarrenkasten aus dem Kofferraum nimmt. Ich fange seinen Blick ein. Es ist Yusuf aus der Gesamtschule.

Elise?, fragt er.

Ach, hallo, sage ich und richte mich auf.

Äh, sagt er. Wie geht's dir denn?

Na ja, sage ich. Es geht gut. Und bei dir?

Der Dealer sieht mich an, ich nicke rüber zum Pillenglas und zu meiner Hand mit den Geldscheinen und zu Yusuf. Wir reden ohne Worte miteinander.

Zwei Sekunden. Gib mir zwei Sekunden, bitte. Ich muss die Rivo haben.

Okay, aber wer zum Teufel ist der Kerl, ich kann nicht hier rumstehen und riskieren, dass die Bullen kommen.

Joa, sagt Yusuf. Richtig gut. Hab jetzt Probe mit der Band. Ich muss machen, dass ich weiterkomme.

Er geht, und ich bekomme die Pillen, nehme drei auf einmal, alles ist gut. Mein Handy plingt in meiner Hosentasche, der Schrittzähler sagt, dass ich zehntausend Schritte gegangen bin.

Mama und ich haben einige Tage lang nur per Überweisung miteinander kommuniziert.

Elise bittet um 2000 kr.
Brauch Geld. Bin total abgebrannt.
Kathrine hat 200 geschickt.
Danke.
Elise bittet um 5000 kr.
Sorry, bin total abgebrannt.
Kathrine hat 500 geschickt.

Mama ist zur Junkie geworden. Das Pling einer Mitteilung von mir ist die Fixe, dann hört sie auf zu schwitzen, hört auf zu zittern. Wenn ich schreibe, »brauche Geld«, ist alles in Ordnung. Sie nimmt ein Darlehen auf. Das kommt schon in Ordnung. Papa muss das doch begreifen. Wenn sie einen Tag lang nichts von mir hört, zittert sie wie ein verlassener Säugling. Ich bin irgendwo draußen im Äther, schwebe im Weltraum, sie weiß nie, ob ich zurückkomme, was passiert, wenn die Sternschnuppe, die ich mir in die Leiste gesetzt habe, ausgebrannt ist.

Ich liege in Joakims Bett, leicht im Kopf, schwer in den Gliedern. Mama ruft an. Ich weiß nicht, ob ich den Anruf annehmen soll. Wenn sie anruft, um zu sagen, dass sie kein Geld mehr hat, will ich ihn nicht annehmen. Wenn sie wissen will, wie es mir geht, kapiert sie das auch, wenn ich den

Anruf nicht annehme. Aber wenn sie gern ein bisschen reden möchte, um zu hören, dass ich da bin, und wenn sie vielleicht etwas für mich tun kann, dann ist es die Mühe wert.

Hallo, Elise, sagt sie, wie geht es?

Gar nicht so schlecht.

Dachte, ich müsste anrufen und es dir erzählen, Papa zieht aus.

Was?

Ohne sie habe ich sechs Viertel weniger pro Tag.

Bedeutet das, dass du mir nicht mehr helfen kannst?, frage ich.

Ich finde eine Lösung, sagt Mama.

Und ganz oben im Gehirn, wo in klaren, ganzen Sätzen gedacht wird, denkt es, dass etwas zerrissen ist, dass Mama Papa wegen eines anderen Menschen verlassen hat, und dieser andere Mensch bin ich.

Ich liege neben Joakim im Bett, er schläft, die Decke ist triefnass, er windet sich. Nein, flüstert er, nein, nein, nein. Seine Stimme ist schwach und voller Panik, es ist nicht die Stimme eines erwachsenen Mannes. Es ist eine Jungenstimme, so als hätte er niemals den Stimmbruch durchgemacht.

Please, sagt er und wirft sich herum.

Bei Musik geht es um Timing. Und gerade jetzt weiß ich, dass mich der Rhythmus ruft, dass das hier mein Augenblick ist. Ich bewege mich wie in Wasser oder Sand, ein wenig aus dem Takt geraten, aber ich weiß, wo die Spritzen liegen, ich habe noch immer ein Viertel. Das hätte seine Mutter tun müssen, denke ich. Ihn beruhigen, wenn er Albträume hat. Ihm den Schweiß von der Stirn wischen. Und dann sinke ich, *decrescendo*, auf die Bettkante, streichle seine Stirn. Er öffnet die Augen. Starrt mich an.

Ich bin's, sage ich. Hast du einen Albtraum? Alles ist in Ordnung. Gleich wird es dir besser gehen.

Er sieht mich an, sieht ganz andere Leute an, ist an einem ganz anderen Ort.

Während er dort liegt und ich den Riemen um seinen Arm festziehe und den Schuss setze, sehe ich, wie sein Gesicht weicher wird, zu dem Gesicht eines Menschen wird, dem es gut geht. Seine Augen drehen sich, und das Weiße kommt zum Vorschein. Er lächelt. Ich habe ihm die Kindheit aus dem Leib geschossen, und wie er so daliegt, sehe ich einen Jungen auf einem Fahrrad in einem Wald, zusammen mit anderen Jungen, geborgen, im Sommerwind. Ich sehe das an seinem Lächeln. Jetzt gibt es wieder nur uns.

Ich werde wach davon, dass Joakim im Bett auf mir sitzt. Seine Pupillen sind groß, die Schläfe zittert, der Kiefer zittert.

Was zum Teufel ist gestern passiert?

Was meinst du ...

Das war verdammt noch mal ein Scheiß Übergriff.

Aber ...

Seine Faust knallt auf meinen Mund. Es schmeckt metallisch nach Blut, und mein Herz begreift es früher als ich: Der schmächtige androgyne Junge ist stärker als ich.

Entschuldige, sage ich, oder versuche, es zu sagen, mein Mund ist voller Blut.

Ich könnte dich umbringen, verdammt noch mal, sagt er. Vielleicht tu ich das auch. Das hast du dir wohl immer schon gewünscht, eigentlich.

Er legt mir die Hände um den Hals. Presst. *Jetzt sterbe ich,* denke ich, der Sauerstoffmangel droht meinen Kopf platzen zu lassen, *immerhin sterbe ich in seinen Armen.*

Er lässt los. Etwas gibt nach. Ich keuche.

Es wäre ein Mord aus Barmherzigkeit, sagt Joakim. Ziemlich bald schaffst du das selbst. Du musst es allein machen.

Alles verschwindet. Der Rausch aus dem Blut. Du aus der Tür. Ich liege da, glaube, ich habe eine Gehirnerschütterung, glaube, ich brauche ein paar neue Zähne.

Geh nicht, geh nicht, geh nicht.

Ein Virus geht um. Nicht HIV. Nicht Hepatitis B. In den Nachrichten heißt es, wir sollten zu Hause bleiben. Innerhalb weniger Tage ist ganz Oslo zum Krankenhaus geworden, die Straßen sind jetzt leere weiße Gänge. In den Läden bin ich nicht die Einzige, um die die Leute einen Bogen machen, nicht nur mein Geruch bringt sie dazu, sich die Hände waschen zu wollen. Wir sind alle gleich schmutzig, alle potenzielle Infektionsquellen.

Ich wasche die Hände, benutze Antibac an Handy und Türklinken und schieße mir das Dope direkt in den Leib. Die Viertel, die im Mund eines Schmugglers und in den schmutzigen Händen eines Dealers gewesen sind, der sie auf einer Platte zerteilt hat. Sollte es wohl rauchen, weiß nicht, ob die Infektion durch den strömenden rotbraunen Fluss und ins Röhrchen und in die Lunge geht oder ob sie unterwegs verbrannt wird.

Ich habe gehört, dass Hepatitis B nicht nur über geteilte Spritzen und Sex ohne Kondom übertragen wird, sondern auch durch den Stoff an sich. Die Infektion landet im Pulver, das transportiert wird, aufgesaugt, abgemessen, wieder in Tüten verpackt. Als gäbe es eine Art Gemeinschaft, ein Leben im Pulver.

Im Bus ist so gut wie niemand, vor dem Fahrer ein Band, das fast aussieht wie eine polizeiliche Absperrung. Plötzlich frage ich mich, ob ich an einer Überdosis gestorben bin. Ich packe mein Handgelenk, um zu spüren, dass ich da bin. Ich fühle die Knochen, gleich unter der Haut. Hart, konkret. Bald werden nur noch Knochen übrig sein. Schlüsselbein. Hüftkamm. Rippen. Ich wiege zweiundvierzig Kilo. Ich sehe die Furcht im Gesicht der Menschen, wenn ich vorübergehe. Dass sie bereits mein Skelett sehen, das, was ich unter der Erde sein werde, dass Haut und Unterhautfett nur im Weg sind.

Ich bekomme blaue Flecken davon, dass ich so dünn bin, blaue Flecken vom Fallen, blaue Flecken davon, dass ich, weil ich so dünn bin, nicht aus dem Bett aufstehen kann, ohne dass sich alles in meiner Haut abdrückt.

Joakim. Ich brauche dich und deine Augen: wenn die Pupillen kleiner sind als ein Pulverkorn und wenn sie so groß sind wie eine Discokugel. Wenn sie rot unterlaufen sind, wenn sie schwarz sind. Ich brauche die Adern an deiner Schläfe, den Schweiß, wenn du zugedröhnt bist. Soll ich einfach hier herumirren, während der Rotz mir aus der Nase läuft, die Tränen aus den Augen, der Schweiß aus den Poren. Wie ein zerbrochenes Glas. Auf einem Fußboden einschlafen, heißes Wasser in eine Colaflasche gießen, die Magenkrämpfe lindern. Müsste zur Drogenambulanz gehen, müsste um SUB bitten, meinen Körper verwalten wie den medizinischen Kasus, der er ist, aber ich bringe das einfach nicht über mich, ich will ihn frei fließen lassen, in die Kloake verrinnen. Ich kann das doch. Hab das schon so oft gemacht. Hab Routine. Dopekrank zu sein ist wie Grippe mit Angst. Plus Craving: Das verbreitet sich von den Fingerspitzen in den Mund, als wärst du ein Wolf, der den Mond anheulen will. Das Prickeln in den Beinen. Aber also, es ist ein Virus, es geht schnell vorbei. Es ist nicht so schlimm. Es ist nicht traurig, zum Beispiel. Nicht traurig oder ernst. An die zu denken, die ich war, das blonde kleine Mädchen. Es ist kein Grund zum Weinen. Die Augen laufen von selbst über, das liegt am Entzug.

Spread your germ, pass your germ / Spread your bug, singen die Happy Mondays. Das Pulver läuft aus dem Körper wie Sand im Stundenglas. Hat Alles sagt, ich kann rüberkommen, er hat alles. Die Rede ist von Dürre, der Markt könne so werden wie die Fotze einer Junkiehure. Und dass man dann gute Kontakte braucht.

Und etwas zum Bezahlen.

Ich klingle, gehe die Treppe hoch, sehe ihn in der Türöffnung stehen. Er lässt mich eintreten, fragt, ob ich ein Bier möchte. Auf dem Wohnzimmersofa sitzt ein Mädchen, sie kann nicht älter als dreizehn sein. Sie trink Cider und mampft Pillen aus einem Glas auf dem Tisch, als wären es Knabbereien.

Er fragt, ob ich Koks will, und ich sniffe es zusammen mit der Kleinen.

Dann fragt Hat Alles, wie viel ich haben will.

Fünf Gramm, sage ich, und er bittet um das Geld.

Ich hab den Preis hochgedreht, sagt er. Auf fünftausend. Tausend Kronen das Gramm.

Machst du Witze?, frage ich. Ich hab nur drei fünf.

Dann kriegst du dreieinhalb Gramm, sagt er.

Ich sehe die Kleine auf dem Sofa an. Sie dreht jetzt auf, wippt mit dem Kopf im Blowjob-Takt zur Musik.

Ich bleche und gehe raus. Denke, dass Hat Alles mich immer ein bisschen merkwürdig angesehen hat, wenn ich damals in Joakims T-Shirt und sonst nichts die Tür aufgemacht habe. Die Hülle, die mein Körper ist, müsste doch ein paar Pulverkörner wert sein. Kein Grund, warum Vierzehnjährige mit glatter Haut und Kätzchenaugen uns andere aus dem Markt drängen dürfen, uns, die wir wirklich an der Nadel hängen und den Stoff viel dringender brauchen.

Der Typ, der mit einer unterdrücken Nummer anruft, sagt, ich sei zu dünn. Drei Gramm, ich meine, dreitausend Kronen für eine Stunde sind zu viel. Er drückt den Preis auf zweitausend. Und sagt, ich sollte mir überlegen, ob ich nicht mehr zu mir nehmen will als nur Schwanz. Er fragt, ob ich Junkie bin. Ja, das bin ich wohl, sage ich. Du kannst gern zugedröhnt sein, sagt er. Ich will nicht, dass du dich bewegen kannst.

Okay, sage ich.

Und du musst die Augen verbunden haben. Wenn ich reinkomme, darfst du mich nicht sehen. Ich buche ein Zimmer, und dann gehst du zuerst hoch, erledigst, was du brauchst, und legst dich ins Bett. Ich bezahle, wenn ich komme, lege das Geld auf den Nachttisch.

Das Hotelzimmer hat weiße Bettwäsche, steife Laken. Ich gehe ins Badezimmer und nehme mein Besteck heraus. Anfangs habe ich mir immer ein halbes Viertel gesetzt, dann war das nicht genug. Ging auf ein ganzes hoch. Dann war das nicht genug. Anderthalb. Spüre sofort, wie es knallt, aber keine Euphorie. Ist nur flach und trocken. Nehme zwei Rivotril, die lösen sich unter der Zunge nicht auf, ich werde vom Dope so trocken im Mund. Spüle sie mit einem Bier aus der Minibar runter, kippe alles auf einmal.

Ich werfe die Spritze in den Papierkorb und lege den Löffel zusammen mit der Tüte Zitronensäure in meine Handtasche. Dann lege ich eine Schlafmaske an. Ich dimme das

Licht. Ziehe mich aus, lege mich aufs Bett, auf die Decke. Bin warm und weich vom Dope, fast – fast – sicher und geborgen. Bekomme zweitausend fürs Schlafen.

Wenn ich nichts sehe, aber vom Dope schwer bin, ist es, wie in meine eigenen Zellen eingeschlossen zu sein. Eine Sinnesverringerung, die durch das Pulver verursacht wird, ich kann mich in den Arm kneifen, ohne es zu spüren, kann alles verlieren, was ich habe, ohne es zu merken.

Ich höre jemanden an der Tür, sie wird geschlossen, Schritte. Bin weich in den Gliedern, aber das Herz schlägt schneller, als es dürfte. Ich höre, dass er etwas auf den Nachttisch legt, etwas Leichtes, kann das Geld sein. Und dann etwas Schweres.

Verdammt, du siehst Scheiße aus, sagt er.

Ich fühle mich ziemlich entspannt, das Dope ist reiner als ich.

Ich höre das Geräusch eines Gürtels, der geöffnet wird, das Rascheln eines Reißverschlusses. Eine Sekunde lang bin ich wieder sechzehn. Und dann kommt es näher – der Geruch von Rasierwasser und ein Hauch von Deo.

Sein Körper ist über meinem, schwer, grober Hosenstoff, Erektion unter Boxershorts.

Die Ohrfeige knallt durch die Watte in meinem Kopf.

Dann nimmt er etwas vom Nachttisch. Und dann, leicht, als wäre es eine Feder, spüre ich scharfes Metall an meiner Wange. Mein Herz hämmert heftiger, als das Dope zulassen dürfte, aber ich bin noch immer ruhig.

Es heißt, dass Prostituierte, Athleten und Chirurgen in der Selbstmordstatistik ganz oben liegen. Sie sind daran gewöhnt, sich am ängstlichen Herzen vorbei oder hindurch zu pressen.

Das Messer bewegt sich auf meinen Hals zu, sticht behutsam hinein. Dann fester. Will er mich ficken, nachdem er mir die Kehle aufgeschlitzt hat? Ich spüre das Gewicht seines Körpers über meinem, er packt meine Arme – ich hoffe, ich habe das Licht weit genug gedimmt, um das Schlimmste zu verbergen. Ich habe etwas mehr gedrückt als sonst, und eine zusätzliche Pille genommen, das hier müsste die pure Entspannung sein. Aber als ich Puls an Stahl spüre, denke ich an Mama, die sagt, *was soll werden, wenn du wieder verschwindest.*

Ich schwebe aus meinem Körper, und jetzt sehe ich die verdammte Junkie, mich, dort unten liegen. Nackt, mit verbundenen Augen. Während er das Messer von meinem Hals zu meinen Schamlippen wandern lässt, die Breitseite und nicht die Spitze darauflegt.

Mit dem Feuer spielen. Wo ist Elise? Kalt, kälter, kälter.

Dann sehe ich, dass er die Spitze an die Öffnung hält.

Da ist Elise.

In meinem Kopf ist ein großes Loch, das sich dauernd erweitert, in den Armen ein schwarzes Loch, bis hinein in die Gebärmutter und weiter ins Herz.

Ich überlege, ob ich bereits tot bin, ob ich deshalb schwebe und mich selbst von oben sehe.

Dann lässt er das Messer los. Legt es auf den Nachttisch, es ist vorbei, denke ich, oder war das hier das Vorspiel, fängt es jetzt an.

Ich höre seinen Atem, schnell und erregt. Einige Sekunden vergehen, dann spüre ich Sperma auf meinem Bauch.

Du hast sicher Krankheiten in Fresse und Arsch, da bringt es nichts, mehr zu machen, sagt er.

Das war alles. Das war nichts.

Ich höre seine Schritte. Die Tür, die geschlossen wird. Das hat er also geglaubt. Dass ich irgendeine beliebige Nutte wäre, die seine Hände als Halsband wollte, die Zunge raus,

Klaps auf den Kopf, Knutsch und Cash in den Mund, fertig, jetzt kauf dir was Gutes, mein Kind. Es ist kalt. Ich nehme die Schlafmaske ab, sehe im Briefumschlag nach. Zweitausendfünfhundert, mehr als abgemacht. Ich schaffe es nicht, aufzustehen und ins Badezimmer zu gehen, das ist mir noch nie passiert, dieses Gefühl, mich gar nicht bewegen zu können. Wische das Sperma mit dem Laken ab. Bleibe noch eine Weile liegen, dann kann ich zur Minibar gehen, eine halbe Flasche Weißwein kippen. Ziehe mich an.

Auf dem Flur sinke ich zusammen. Bleibe sitzen. Mein Körper bebt. Weiß nicht, ob es daran liegt, dass das Dope verschwindet, oder was, aber irgendetwas fließt aus mir heraus. Tränen, glaube ich.

Eine Frau mit einem Putzkarren bleibt stehen, sieht mich an.

Ist etwas passiert?, fragt sie.

Nein, sage ich und weine weiter.

Würde lieber den Kunden zurückholen, als Mama anzurufen. Will nicht, dass sie es mitbekommt, dass ich sie fast zu Tode aushungere und fixe. Aber die Notunterkunft ist geschlossen. Die Kirchen sind geschlossen. Ich gehe hinaus auf die leeren Straßen und bin weder hungrig noch kalt, das Dope hält mich warm und satt. Sicher möglich, ein Dach über dem Kopf zu finden. Am Ende meldet sich Isabelle aus dem Entzug am Telefon. Ich kann einige Tage bei ihr schlafen. Aber sie ist rückfällig geworden, sagt sie. Big time.

Dann sind wir schon zwei, sage ich.

Die Wohnung riecht nach Schnaps. Ihre Haut riecht nach Schnaps. Sie schenkt mir ein Glas Wodka ein und trinkt selbst aus der Flasche.

Wir reden über schlechte Menschen, die sich zu sehr oder nicht genug kümmern. Und am Ende – in dem süßen, zähflüssigen Alkoholrausch – lecke ich sie auf dem Sofa, eine Art Miete für die Nacht. Sie *schmeckt* nach Schnaps. Die Poren zwischen ihren Beinen dünsten ihn aus.

Am nächsten Tag gehe ich in die Brugate, wo es ganz leer ist. Wie ein Pillenglas nach einer schlaflosen Nacht. Ich denke, dass ich weiter zur Urtegate gehen kann, vielleicht ist da jemand, aber hinter mir taucht ein Typ auf und fragt, ob ich Rivotril will. Ich sage, ich will Dope. Vielleicht gleich ein paar Gramm, um nicht sofort wieder hier stehen zu müssen.

Er nickt, wir gehen in eine Seitenstraße, wo früher das Goethe-Institut war und wo es einen Halalmetzger gibt, er sagt, ich soll warten. Ich warte. Und warte. Eine Bande von Jungs in coolen Klamotten kommt vorbei, vielleicht verkaufen die wenigstens Weed, der Typ kommt ja nicht zurück. Ich versuche, den Blick des einen einzufangen, er bleibt stehen und fragt, ob bei mir alles in Ordnung ist. Ich nicke. Ich bin ein ganz normales Mädchen, das sich verlaufen hat.

Der Typ kommt mit einer Tüte Dope zurück, ich ziehe die Tausender hervor. Sowie ich die Tüte in der Hand halte, spüre ich, wie sich mein Magen beruhigt, ich höre auf zu zittern, alles ist schon so, wie es sein soll. Ich gehe nach Hause zu Isabelle, öffne die Tüte und sniffe ein bisschen, um die Qualität zu überprüfen. Ich habe den Geschmack von etwas Süßem in der Nase. Ich habe für fünftausend Hockeypulver gekauft.

Die Junkies verteilen sich jetzt in der Storgate, immer in Fünfergruppen. Infektionsschutz. Die Straße sieht aus wie eine miese Kokainpiste, hier und da Klumpen, ehe es ausdünnt. Jetzt stehen die Leute in kleinen Gruppen da und lassen schmutziges Dope durch schmutzige Hände wandern. Man sollte glauben, dass eine, die immer in einer so solipsistischen Welt gelebt hat wie ich, kaum bemerken würde, dass sich die Welt verschließt, indem sie leer und offen wird. Aber als ich den Zettel vor der Fixerstube sehe, auf dem »vorübergehend geschlossen« steht, denke ich, dass es vielleicht schwerer für die ist, die nicht wissen, ob die Welt die Krankheit ist oder wir selbst.

Ich wohne seit einer Woche bei Isabelle, als sie sagt, genug ist genug. Sie kann das nicht mit ansehen. Und es hilft nichts, wenn ich zum Fixen ins Badezimmer gehe. Sie kann mein Gesicht nicht ertragen, wenn ich zugedröhnt bin: wie hart es ist, ohne Mimik, die Mundwinkel, die nach unten zeigen. Ich sage, dass ich nicht begreife, wieso Heroin schlimmer sein soll als Alkohol, der stinkt, der dich aggressiv macht, der dich umkippen lässt, der den Fernseher umkippen lässt. Dass Dope auf irgendwen provozierend wirken kann. Es ist nur still. Macht die still, die es benutzen. Braucht fast keinen Platz. Kann überall mit hingenommen werden. Diskret und praktisch. Delikat wie Schnee.

Es sollte so rein sein dürfen, wie es ist. Außerhalb von Zeit und Welt. Wenn nicht das Geld wäre. Ich habe von Überfällen mit Spritzen gehört. Steche mir mit der Nadel ins Handgelenk, bis Blut heraussickert. Gehe in einen 7-Eleven, schwenke die Spritze, im Kiosk steht eine Frau mittleren Alters. »Gib mir Geld«, sage ich, »sonst steche ich.« Sie sieht mich an. *Wusch*, sagt sie, *wusch mit dir.* Sie nimmt eine Zeitung und wedelt damit, als ob ich eine Wespe wäre. Ich stürze aus dem Kiosk und laufe die Straße entlang, warte auf Securitas, Polizei, aber niemand kommt hinter mir her.

In einer Kneipe, wo es Essen gibt und die noch offen ist, treffe ich einen Typen, bei dem ich schlafen kann. Die Sicherheitsvorschriften verlangen, dass wir im Lokal einen Meter Distanz einhalten, deshalb sniffe ich auf dem Klo einen Speedball, den er hinterlassen hat. Er hat bei der Polizei gearbeitet. Danach lande ich in einem Rausch der Euphorie von der Mischung aus Kokain und Heroin in seinem Bett, ich weine, während wir Sex haben, er schlägt mich auf den Mund, damit ich die Fresse halte.

Er besorgt Dope. Ich liege nur im Bett, manchmal werde ich davon geweckt, dass ich glaube, er liegt über mir, manchmal davon, dass er es wirklich tut. Ich sage nichts, streite mich um nichts, dennoch ist mein Gesicht voller blauer Flecken und Blut. Das Schöne an Dope ist, dass man eigentlich nichts spürt. Dass man es nur danach im Spiegel sieht.

Die Leute haben meine Tricksereien satt. Die Tricksereien mit Dope, die Tricksereien mit Geld, die Tricksereien mit Rezepten, die Tricksereien mit der Wahrheit und deren Varianten. Eine Zeit lang konnte ich mit meinem Körper tricksen, aber jetzt ist er knochig und blutig wie ein toter Vogel, und ich bin die Katze, die auf der Türmatte steht und anbietet. Der Preis ändert sich nie, aber es gibt viele Bezahlungsmöglichkeiten, und ich bin bei jeder einzelnen davon pleite.

Wo bin ich, und was ist passiert, denke ich, als ich in einem weißen Raum aufwache. An meinem Bett steht eine Krankenpflegerin, blaues Papierkleid, vom Händewaschen rissige Hände, während meine von Nadeln durchlöchert sind. Krankenpflegerinnen sind meine Engel in Crocs. Schlüssel zu Medizinschränken, Pillen, Spritzen. Ich liege da, denke über die Überdosis nach, wie hat die ausgesehen, war es wie ein Agenturfoto mit einer schlaffen Hand und Pillen und einer Spritze auf dem Boden.

Und habe ich eigentlich darum gebeten, von den Toten auferweckt zu werden?

Schaffen Sie es nach Hause?, fragt die Krankenpflegerin, jetzt sehen wir einander an, zu Hause ist, wo meine Schuhe sind, und gerade jetzt stehen die in der Notaufnahme.

Haben Sie irgendwelche Angehörige?, fragt sie.

Ich starre vor mich hin. Kleine Mama. Mit Pupillen, die größer vor Angst werden, je kleiner meine vor Dope werden.

Ich hatte Leute sagen hören, das erste Mal Dope nehmen sei, wie nach Hause zu kommen. Sie waren Waisen. Ich habe Dope genommen, um anderswo zu landen, weit weg von zu Hause.

Aber wenn du Junkie bist mit einer Mutter wie meiner, dann gehst du am Ende nach Hause.

Und jetzt stehe ich in meinem Kinderzimmer – Mama hat das Haus behalten – und sehe die Spitzengardinen an und die Bücherregale, in denen nur noch die Kochbücher stehen. *Süße Versuchung. Die köstlichsten Schokoladenkuchen der Welt.* Es begann mit der Anorexie. Es begann dort, und vielleicht endet es auf irgendeine Weise auch dort, ich wiege jetzt vierzig Kilo. Sehe aus wie ein Kind oder wie eine Greisin.

Wir singen jeden Tag. Mama spielt, ich lasse meine Stimme hinterherschleifen, so gut ich kann. Wir singen einen Choral, sie hält inne, sieht mich an, lächelt ein wenig.

Weißt du, sagt sie, deine Stimme hat sich total verändert. Du klingst jetzt eher wie ein Rockstar. Kannst du *Candy Says?* Von Velvet?

Ja.

Mama spielt den Auftakt auf dem Klavier, ich sehe ihre Finger an, die warmen Hände, die jeden Abend meine Wange streicheln. Ich lasse die Stimme hinterherschleifen, es liegt noch immer Silber darin, aber sie ist auch verbrannt.

I'm gonna watch the blue birds fly over my shoulder / I'm gonna watch them pass me by / Maybe when I'm older / What do you think I'd see / If I could walk away from me

Du warst wohl immer eher Rock 'n' Roll, sagt sie. Dunkler als deine Haare und deine Stimme. Ich wünschte, wir hätten das gesehen.

Ich will, dass du ein Minimum an Nahrung zu dir nimmst, sagt Mama. Sie hat das Haus wieder für Ostern schön gemacht, es sieht aus wie Leichenschminke. Sie hat im Kühlschrank ein Osterlamm von Strøm-Larsen. Das ist zu viel für eine Person.

Ich esse zum Frühstück zwei Scheiben Knäckebrot, zwei zu Mittag und abends eine Portion.

Ich schmuggle Knäckebrot in meine Serviette, damit sie glaubt, ich esse.

Ich will nicht mit der Flasche oder aus einem Glas gefüttert werden. Mittags nehme ich zwei Rivotril, sage zu Mama, dass ich nur Weißes esse, Pillen und vielleicht Reiswaffeln, kann sie welche kaufen? Erwachsen zu sein und zu Hause zu wohnen und von Rivotril und Reiswaffeln zu leben. Warum nicht. Dach über dem Kopf, Essen und Medizin.

Mama kommt in mein Zimmer, als ich im Bett liege. Die Nachttischlampe brennt, denn ich will nicht, dass Mama den Arm über mich hinstreckt und die Lampe einschaltet, dass die Hand meinen Rausch zerschneidet. Die Gestalt in der Tür ist so schmal, dass ich mich fast frage, ob sie genauso dünn ist wie ich, ob ich auch von ihr das meiste gegessen habe, das noch übrig war. Sie setzt sich auf die Bettkante, nimmt meine Hand, umschließt sie mit ihrer.

Lieber Gott, nun schlaf ich ein, schicke mir ein Engelein, flüstert sie. *Dass es treulich bei mir wacht, durch die ganze lange Nacht.* Als sie geht, wickle ich die Decke fester um mich, mir kann nichts passieren, wenn sie meinen kleinen Zeh bedeckt.

Ich gehe in den Laden, in Jeans und schwarzem T-Shirt in Übergröße, Lederjacke, um meine Arme zu verbergen.

Sonnenbrille. Stelle mir vor, ich sei berühmt und müsse mich vor den Papparazzi verstecken. Im Laden sind zwei Rentnerinnen mit ihren Einkaufswagen, mit Backpflaumenjoghurt und Kabeljau und Kartoffeln. Es ist bald zwei. Sicher wollen sie zum Mittagessen nach Hause.

Vor mir sehe ich eine Frau mit Pelzmantel und Karos im Gesicht, ich kann nicht entscheiden, ob es das Skelett ist, das unter der Haut zu sehen ist, oder Runzeln. Unterernährung macht dich viel zu früh zum alten Weib: Du verlierst Haare, Geschlechtstrieb, Muskeln. Und sie macht dich wieder zum Kind: Du verlierst Menstruation, Brüste, Hüften.

Wir Aliens, die schwerelos durch die Zeit reisen.

Zeigt ein bisschen Respekt.

Ich nehme Pepsi Max aus dem Gestell vor ihr. Eine Packung mit sechs Stück. Zu schwer, um sie zu tragen, mit den Armen, die ich jetzt habe. Muss den Bus nach Hause nehmen, vielleicht ein Taxi. Oder mich einfach auf den Bürgersteig setzen und darauf warten, dass mich jemand mitnimmt. Die Frau sieht mich an.

Sie glaubt, sie sei die Pepsi-Max-Frau.

Aber die bin ich jetzt.

Mama nimmt nichts, um schlafen zu können, vielleicht im schlimmsten Fall Allergietabletten. Ich begreife nicht, wie man nach dem natürlichen Rhythmus von Puls und Licht leben kann, wie man die Tage durchstehen kann, ohne sie in einem Pillenspender in Vierecke einzuteilen. Wenn ich mir überlege, dass ich schon zwanzig war, ehe ich jeden Tag Pillen und Pulver brauchte, spielt das keine Rolle, denn lange vorher schwebte ich hoch oben durch das Königreich, wo mich *Fehlen* und *Mangel* erfüllten. Solange du mit deinem Körper medizinische Experimente anstellen kannst, bist du die Folterärztin, und dann ist es nicht so schlimm, dass das Mädchen daliegt, zugedröhnt, ausgehungert.

Finde eine Ader in der Leiste
Ziele auf dein Herz
Schieße

Hab meine Arme noch nicht aufgebraucht, schieße aber in die Leiste, einfach zur Abwechslung. Habe bei der Therapie gehört, dass da unten schwarzes Blut kommt. Kommt rotes, war es ein Fehlschuss, und man kann einen Abszess bekommen. Ich schieße, rotes Blut sickert hervor, aber ich spüre den weichen, mächtigen Kick.

Der Hohlraum einer Frau. An den Armen, in der Leiste. Oder am Fuß, wo die Adern sehr sichtbar sind, seit ich mehrere Schuhgrößen kleiner geworden bin, ich musste anfangen, Schuhe in der Kinderabteilung zu kaufen. Rosa Turnschuhe. Es war wahnsinnig schwierig, Schuhe ohne Glitzer und Klettverschluss zu finden. Sehe meine Füßchen an, ich kann Fotos machen und im Netz posten, Fußfetischisten könnten dafür bezahlen, meine winzigen chinesischen Füße zu küssen, das würde Geld einbringen, fünfhundert fürs Lecken, das macht ein halbes Gramm. Aber dann sehe ich die Fußsohle, wo ich sicher am Ende auch noch schießen werde, so gesehen verliere ich dann an Marktwert, aber auch dafür gibt es Websites, ich brauche bloß zu googeln, crackwhore pussy porn, XXX!!! Muss mich nur aufraffen, sehen, ob ich nicht für meine kleinen Löcher ein paar Viertelgramm kriegen kann.
Nur erst ein bisschen schlafen.

Mama und ich sitzen auf der Veranda und rauchen Zigaretten, der Rauch ist dünn und leicht und durchsichtig.

Ich weiß noch, wie du klein warst, sagt Mama, als wir gespielt haben … und ich frage mich immer wieder, was ich falsch gemacht habe.

Die Wahrscheinlichkeit, sage ich, ist groß, dass ich es war, die etwas falsch gemacht hat.

Mama trifft sich einmal in der Woche mit Hat Alles und bringt dann Dope für mich mit. Geht mit Dior-Sonnenbrille los, um nicht erkannt zu werden. Sie teilt den Stoff ein, damit ich nicht alles aufbrauche. Zu wenig, jedes verdammte Mal.

Du musst eine Therapie machen, sagt Mama.

Aber beim letzten Mal war das so schwer, sage ich.

Jetzt ist es schwer, sagt Mama.

Herzchen.

Mein Schatz.

Bist du wach?

Bitte, hör auf. Ich bin nicht wach. Ich kann nicht aufwachen, andere reden von einer neuen Pubertät, wenn sie nüchtern werden, wie sie an Bäumen wächst, wie mit Blut gefüllte Äpfel, aber ich habe die Pubertät ausgespuckt, habe die Pubertät ausgekotzt. Wie macht man etwas passend, das zu groß und zu klein zugleich ist, wie findet man eine Sprache für *zu viel*, wenn man die ganze Zeit nur an Uppers denken kann, und für *zu wenig*, wenn man nur an Downers denkt. Gibt es für mich eine Sprache, bei der es nicht um Gramm und Einheiten und Milliliter und Kilo geht? Soll ich in einem Alter von fast fünfundzwanzig lernen zu reden, denken, träumen, soll ich einen neuen Körper bekommen.

Mit den einfachsten Wörtern anfangen: *Ma-ma.*

Den Kopf vom Kissen heben.
Komme nicht weiter.
Lasse ihn sinken.

Mama fährt mit dem Taxi zur Entzugsklinik, sie überweisen mich weiter zur Behandlung. Ich werde zum Aufnahmegespräch geholt, sie sagen, dass ich in zwei Monaten einen Behandlungsplatz bekommen werde. Dass Essen und Gewichtszunahme eine wichtige Priorität sind.

Mit Drogen aufhören. Zunehmen. Unvorstellbar. Unmöglich.

Sage Ja zum Behandlungsplatz.

Mit Pillen aufzuhören
setzt so viel Zeit frei
glaub nicht, dass jemand das hören will
100 Milligramm leeres Gerede
verschlucke eine Packung

Setze einen Schuss, als ich von Pillen schon zugedröhnt bin. Meine Beine fangen an, krampfhaft zu zittern, ich klappere mit den Zähnen, ich friere, ich *brenne*, es ist, wie in Eiswasser springen, eiskalt und feuerheiß zugleich. Ein Tropfen Blut tritt aus, ich begreife nicht, was ich falsch gemacht habe, muss am Dope liegen. Ich lege mich aufs Wohnzimmersofa und bebe, bin in kalten Schweiß gebadet, ich werde nicht überleben, Mama muss einen Rettungswagen rufen. Sie schaut stattdessen im Freakforum nach, sagt, ich hätte »Frost«, habe ich auch nicht vergessen, gut genug zu filtern? Nein, sage ich, kann auch was von der Zigarette reingefallen sein. Dann hast du eine Blutvergiftung, du brauchst Acetylsalicylsäure, sagt Mama. Ich gehe in die Apotheke und frage, ob sie Aspirin haben. Junkies brauchen ganz schön viel Kenntnisse über innere Medizin, sagt sie.

Ich bleibe liegen und zitterte, mir geht es so schlecht, dass ich das Dope nicht einmal spüre, aber ich will lieber hier liegen und beben und dem Tod nahe sein, als darauf zu verzichten.

Einige Tage später sitze ich wieder auf der Veranda und habe mich gesund gefixt, und wie. Fühle mich ziemlich weit unten, das heißt, auf der Höhe. Die Opiate lassen die Beine prickeln. Mama sitzt neben mir und trinkt Limonade. Ich trage ihre Dior-Sonnenbrille, die macht alles so dunkel.

Würdest du sie mir abnehmen, damit ich die Sonne sehen kann?, frage ich. Meine Hände sind so müde.

Mama nimmt mir die Brille ab, die Sonne ist scharf und klar.

Mama meint, ich solle jeden Tag aufstehen und mein Bett machen, ehe ich in die Küche gehe und Heroin koche. Wie im Ferienlager. Ich will fixen, während ich im Bett liege, einfach das Feuerzeug unter den Löffel auf dem Nachttisch halten, den Schuss setzen, zurücksinken und mich wieder hinlegen.

Ich frage mich langsam, ob ich depressiv bin.

Die Depression ist weiß wie Pillen und Pulver und Reiswaffeln.

Vielleicht sollte ich mir eine Reiswaffel holen. Den Mund mit etwas Flachem und Trockenen füllen.

Ich gehe in die Küche. Die Reiswaffeln liegen schon auf der Anrichte, für den Fall, dass ich Lust auf eine habe. Nehme ein Stück, lasse es auf der Zunge liegen. Es schmeckt nach Pappe. Fast wie Rivotril. Ich esse die Hälfte, werfe den Rest in den Mülleimer.

Ich bohre die Hände in die Morgenrocktasche. Umklammere die kleine Tüte mit dem Pulver, hart, wie ein Baby die Hand der Erwachsenen packt. Morgenmantel, ehe du den Morgenschuss gesetzt hast. Schweiß in Frottee.

Ich höre Schritte auf der Treppe, Mama kommt herein. Sie schaltet die Kaffeemaschine ein, setzt sich auf den Stuhl. Ich habe Tüte und Spritze auf die Anrichte gelegt.

Du willst doch nicht zusehen, wie ich drücke, sage ich.

Es ist ohnehin zu weit gegangen, sagt sie.

Sie hat sich auf dem Stuhl zurücksinken lassen.

Sie gießt sich Kaffee ein, ich koche die Lösung über dem Küchentisch.

Kann ich deinen Gürtel leihen?, frage ich.

Sie öffnet den Gürtel, ich setze mich ihr gegenüber an den Küchentisch, schiebe den T-Shirt-Ärmel hoch und binde mir den Gürtel um den Arm.

Hast du nie Angst, falsch zu treffen, wenn du so zitterst?, fragt Mama.

Ich nehme meistens zuerst eine Benzo, sage ich, damit das nicht passiert.

Willst du eine Sobril?, fragt Mama,

Jetzt habe ich alles vorbereitet. Vielleicht kannst du den setzen?

Ob ich den Schuss setzen kann?

Ja, sage ich, lege den Arm auf den Tisch und zeige auf einen Punkt auf der Ader.

Großer Gott, sagt Mama,

Nur, wenn du willst, sage ich. Ich zittere so.

Jaja, sagt sie. Schon gut.

Sie steht auf, zittert ebenso sehr wie ich, zielt mit der Nadel auf die Ader, drückt die Spritze durch. Es knallt, jagt durch meine Adern wie eine Achterbahn. Ich lehne mich zurück, es ist, wie in lauwarmem Wasser zu versinken. Ich habe sie noch nie so liebgehabt, höchstens als Säugling, wenn sie mich gestillt hat, mir Milch gab, Wärme, Körpernähe, die Injektion, die Liebe genannt wird.

Ich bin oben in Mamas Zimmer, als ich einen kleinen Kopf im Bett sehe. Die Porzellanpuppe Anna. Sie hat in letzter Zeit nicht mehr auf dem Klavier gestanden.

Du, sage ich zu Mama. Soll ich bei dir im Doppelbett schlafen? Damit du auf mich aufpassen kannst, wenn ich eine Überdosis nehme oder so?

Sie nickt. Und jeden Abend, wenn ich schlafen gehe, streichelt sie meine Haare und horcht auf meinen Atem. Ich liege im Bett, eingepackt in Dope und Decke und Mamas Armen, geborgen und warm.

Mama, flüstere ich. Alles wird gut.

Ja, sagt sie. Das spüre ich auch. Dass alles gut wird.

QUELLEN

Das Zitat auf S. 25 stammt aus Psalm 23.

Das Zitat auf S. 27 stammt aus dem schottischen Volkslied »Oh Can Ye Sew Cushions«.

Die Zitate auf S. 35 stammen aus William Blakes *Lieder von Unschuld und Erfahrung* (Insel Verlag, 1975). Übersetzung: W. Wilhelm.

Das Zitat auf S. 53 stammt aus »Habanera« aus der Oper *Carmen* von Georges Bizet.

Das Zitat auf S. 68 stammt aus dem Matthäus-Evangelium.

Das Zitat auf S. 84 stammt aus »4st 7lb« von den Manic Street Preachers.

Das Zitat auf S. 110 stammt aus »For Anne Gregory« von William Butler Yeats.

Das Zitat auf S. 147 stammt aus dem Gedicht »Borborygmes!« von Valery Larbaud.

Das Zitat auf S. 149 stammt aus »Heroin« von Velvet Underground.

Das Zitat auf S. 163 stammt aus Bob Dylans »Like a Rolling Stone«.

Das Zitat auf S. 213 stammt aus »Candy Says« von Velvet Underground.

DANKSAGUNG

Ich möchte mich bedanken bei der Sängerin und Gesangspädagogin Asbjørg Brunstad sowie bei Birgitte Kjos Fonn, Kjersti Fjeld, Kim Karlsen, Martin Svedman und meiner Lektorin Benedicte Treider, die gelesen, kommentiert und inspiriert haben.

Besonderer Dank geht an Thale Valle Tverå. Deine Einsichten waren sehr bedeutsam für mich und meine Arbeit am Manuskript.

Zur Erinnerung an Tale Lund Tøtdal, meine liebe Freundin, die starb, als ich gerade mitten in der Arbeit an diesem Roman steckte. Sie hat, das sei der Ordnung halber gesagt, mit der Handlung dieser Geschichte nichts zu tun.